现代著名老中医名著重刊丛书第十一辑

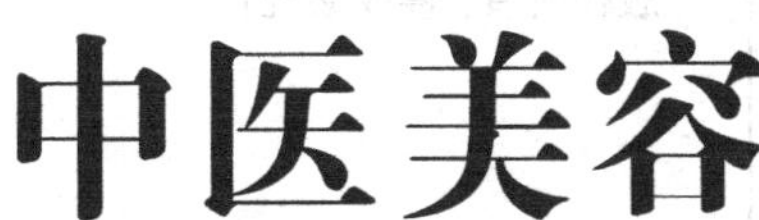

中医美容笺谱精选

主　编　陈可冀　李春生
编　者（以姓氏笔画为序）
王树芬　王静淑　李春生
张国玺　陈可冀

人民卫生出版社

图书在版编目（CIP）数据

中医美容笺谱精选/陈可冀，李春生主编．—北京：人民卫生出版社，2015
（现代著名老中医名著重刊丛书．第11辑）
ISBN 978-7-117-20881-9

Ⅰ．①中…　Ⅱ．①陈…②李…　Ⅲ．①美容-中医学　Ⅳ．①R275

中国版本图书馆CIP数据核字（2015）第193631号

人卫社官网	www. pmph. com	出版物查询，在线购书
人卫医学网	www. ipmph. com	医学考试辅导，医学数据库服务，医学教育资源，大众健康资讯

现代著名老中医名著重刊丛书第十一辑

中医美容笺谱精选

主　　编：陈可冀　李春生
出版发行：人民卫生出版社（中继线 010-59780011）
地　　址：北京市朝阳区潘家园南里19号
邮　　编：100021
E - mail：pmph @ pmph. com
购书热线：010-59787592　010-59787584　010-65264830
印　　刷：北京盛通数码印刷有限公司
经　　销：新华书店
开　　本：850×1168　1/32　　印张：9.5
字　　数：238千字
版　　次：2015年12月第1版　2023年12月第1版第7次印刷
标准书号：ISBN 978-7-117-20881-9/R·20882
定　　价：28.00元
打击盗版举报电话：**010-59787491**　**E-mail：WQ @ pmph. com**
（凡属印装质量问题请与本社市场营销中心联系退换）

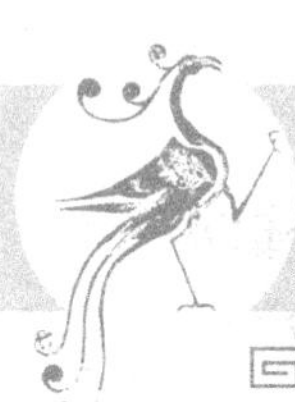

出版说明

自20世纪60年代开始，我社先后组织出版了一些著名老中医经验整理著作，包括医案、医论、医话等。半个世纪过去了，这批著作对我国现代中医学术的发展发挥了积极的推动作用，整理出版著名老中医经验的重大意义正在日益彰显。这些著名老中医在我国近现代中医发展史上占有重要地位。他们当中的代表如秦伯未、施今墨、蒲辅周等著名医家，既熟通旧学，又勤修新知；既提倡继承传统中医，又不排斥西医诊疗技术的应用，在中医学发展过程中起到了承前启后的作用。他们的著作多成于他们的垂暮之年，有的甚至撰写于病榻之前。无论是亲自撰述，还是口传身授，或是由其弟子整理，都集中反映了他们毕生所学和临床经验之精华。诸位名老中医不吝秘术，广求传播，所秉承的正是力求为民除瘼的一片赤诚之心。诸位先贤治学严谨，厚积薄发，所述医案，辨证明晰，治必效验，具有很强的临床实用性，其中也不乏具有创造性的建树；医话著作则娓娓道来，深入浅出，是学习中医的难得佳作，为不可多得的传世之作。

由于原版书出版的时间已久，今已很难见到，部分著作甚至已成为中医读者的收藏珍品。为促进中医临床和中医学术水平的提高，我社决定将部分具有较大影响力的名医名著编为《现代著名老中医名著重刊丛书》并分辑出版，以飨读者。

第一辑 收录 13 种名著

《中医临证备要》 《施今墨临床经验集》
《蒲辅周医案》 《蒲辅周医疗经验》
《岳美中论医集》 《岳美中医案集》
《郭士魁临床经验选集——杂病证治》
《钱伯煊妇科医案》 《朱小南妇科经验选》
《赵心波儿科临床经验选编》 《赵锡武医疗经验》
《朱仁康临床经验集——皮肤外科》
《张赞臣临床经验选编》

第二辑 收录 14 种名著

《中医入门》 《章太炎医论》
《冉雪峰医案》 《菊人医话》
《赵炳南临床经验集》 《刘奉五妇科经验》
《关幼波临床经验选》 《女科证治》
《从病例谈辨证论治》 《读古医书随笔》
《金寿山医论选集》 《刘寿山正骨经验》
《韦文贵眼科临床经验选》 《陆瘦燕针灸论著医案选》

第三辑 收录 20 种名著

《内经类证》 《金子久专辑》
《清代名医医案精华》 《陈良夫专辑》
《清代名医医话精华》 《杨志一医论医案集》
《中医对几种急性传染病的辨证论治》
《赵绍琴临证 400 法》 《潘澄濂医论集》
《叶熙春专辑》 《范文甫专辑》
《临诊一得录》 《妇科知要》
《中医儿科临床浅解》 《伤寒挈要》

《金匮要略简释》
《金匮要略浅述》
《温病纵横》
《临证会要》
《针灸临床经验辑要》

第四辑　收录 6 种名著

《辨证论治研究七讲》
《中医学基本理论通俗讲话》
《黄帝内经素问运气七篇讲解》
《温病条辨讲解》
《医学三字经浅说》
《医学承启集》

第五辑　收录 19 种名著

《现代医案选》
《泊庐医案》
《上海名医医案选粹》
《治验回忆录》
《内科纲要》
《六因条辨》
《马培之外科医案》
《中医外科证治经验》
《金厚如儿科临床经验集》
《小儿诊法要义》
《妇科心得》
《妇科经验良方》
《沈绍九医话》
《著园医话》
《医学特见记》
《验方类编》
《应用验方》
《中国针灸学》
《金针秘传》

第六辑　收录 11 种名著

《温病浅谈》
《杂病原旨》
《孟河马培之医案论精要》
《东垣学说论文集》
《中医临床常用对药配伍》
《潜厂医话》
《中医膏方经验选》
《医中百误歌浅说》
《中药炮制品古今演变评述》
《赵文魁医案选》
《诸病源候论养生方导引法研究》

第七辑　收录 15 种名著

《伤寒论今释》
《伤寒论类方汇参》
《金匮要略今释》
《杂病论方证捷咏》
《金匮篇解》
《中医实践经验录》
《罗元恺论医集》
《中药的配伍运用》
《中药临床生用与制用》
《针灸歌赋选解》
《清代宫廷医话》
《清宫代茶饮精华》
《常见病验方选编》
《中医验方汇编第一辑》
《新编经验方》

第八辑　收录 11 种名著

《龚志贤临床经验集》
《读书教学与临症》
《陆银华治伤经验》
《常见眼病针刺疗法》
《经外奇穴纂要》
《风火痰瘀论》
《现代针灸医案选》
《小儿推拿学概要》
《正骨经验汇萃》
《儿科针灸疗法》
《伤寒论针灸配穴选注》

第九辑　收录 11 种名著

《书种室歌诀二种》
《女科方萃》
《干祖望医话》
《名老中医带教录》
《班秀文妇科医论医案选》
《疑难病证治》
《清宫外治医方精华》
《清宫药引精华》
《祝谌予经验集》
《疑难病证思辨录》
《细辛与临床》(附　疑难重奇案七十三例)

第十辑　收录 7 种名著(刘渡舟医书七种)

《伤寒论十四讲》
《伤寒论通俗讲话》

《伤寒论诠解》
《新编伤寒论类方》
《经方临证指南》
《金匮要略诠解》
《肝病证治概要》

第十一辑　收录8种名著

《董德懋内科经验集》
《金针王乐亭经验集》
《何任医论选》
《月经病中医诊治》
《黎炳南儿科经验集》
《黄绳武妇科经验集》
《干祖望耳鼻喉科医案选粹》
《中医美容笺谱精选》

这些名著大多于20世纪60年代前后至90年代在我社出版，自发行以来一直受到广大读者的欢迎，其中多数品种的发行量达到数十万册，在中医界产生了很大的影响，对提高中医临床诊疗水平和促进中医事业发展起到了极大的推动作用。

为使读者能够原汁原味地阅读名老中医原著，我们在重刊时尽可能保持原书原貌，只对原著中有欠允当之处及疏漏等进行必要的修改。为不影响原书内容的准确性，避免因换算等造成的人为错误，对部分以往的药名、病名、医学术语、计量单位、现已淘汰的临床检测项目与方法等，均未改动，保留了原貌。对于原著中犀角、虎骨等现已禁止使用的药品，本次重刊也未予改动，希冀读者在临证时使用相应的代用品。

人民卫生出版社
2015年9月

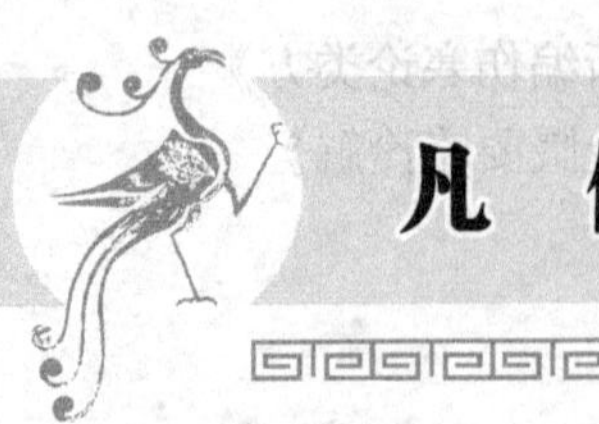

凡 例

一、编著本书的目的，在于向读者提供量少质精、廉便有效、安全可靠、接近或符合时代要求的中医美容方笺，同时解除读者阅读古代美容方笺之困惑。因此，我们从实际出发，将第一章作为引导读者升堂入室的阶梯，第二至第八章分门别类阐述美容笺谱及其特色，务令读者阅后一目了然。

二、美容笺谱在各章节中，首先按内服方、外用方的顺序分列，然后再以方笺出现的朝年为序。

三、每张方笺的阐述，均划分为“来源”、“组成”、“用法”、“主治”、“参考”等五个部分。其中“来源”指方笺的出处，“组成”指方笺的药物和用量。“用法”里每包括制法，“主治”证在施之于健康人的美容方笺中常从略。“参考”一栏，属于编著者加入的解说和看法，内容的多少因方笺的简繁而异。

四、为了适应时代发展，美容方笺的度量衡单位，除大碗（椀）、中碗、瓢、盅、杯、硕、块、匙、箇等出现频度较少，容量和重量目前尚难确定，仍需保持原貌者外，按照“一般不考虑朝年的差别，只强调药物之间比例关系”的原则，绝大多数已变换为厘米、克（或千克）、毫升。变换的方法是：

尺寸：1 尺计 30 厘米，1 寸计 3 厘米。

斤两：1 两计 30 克，凡够 4 两另加 5 克，以满足 1 市斤等于500克之数。特殊者如唐代大制1两等于小制3两，故1大斤计3市斤。

石斛斗升合勺：1石（10斗）计200千克或20000毫升，1斛（5斗）计100千克或10000毫升，1斗（10升）计20千克或2000毫升，1升（4市斤）计2000克或200毫升，1合（1/10升）计200克或20毫升，1勺（1/10合）计20克或2毫升。唐代凡加“大”者如“大合”之类，均计上述量的3倍。

铢分：见于唐代以前方笺。依据新莽嘉量1两约等于15克换算，1分（1/4两）计3.75克，1铢（1/6分）计0.625克。

方寸匕、刀圭：1方寸匕计3克或4.5毫升，1刀圭（1/10方寸匕）计0.3克或0.45毫升。

盏：1盏一般计200毫升。

以上是确定度量衡单位的大体办法，读者若欲按时代精确计算，请参考以下附表。

【附表】历代药用度量衡换算表

我国医药书籍的度量衡单位历代多有变化，虽其名称大致相同，但具体大小颇有出入。兹将历代度量衡换算列表于下，供对古代医方书参考之用。

	时代	古代单位	折合米制
度	汉	新莽尺	1莽尺=228~232毫米
	三国两晋	梁表尺	1尺=236毫米
		开皇尺	1尺=296毫米
	唐	大尺	1大尺=307~310毫米
		小尺	1大尺=8小尺
	宋、元、明、清	尺	1尺=319~320毫米
	清	营造尺	1尺=0.32公尺

续表

	时代	古代单位	折合米制
量	汉	莽嘉量	1升=201.8毫升
	唐		医用小升与新莽量大致相同
	宋、元、明、清	大白盏	1盏=200毫升
	清	营造升	1升=1.0355毫升
		方寸匕	1方寸匕=2.74毫升
		钱匕	1钱匕=1.82毫升
		药升	1药升=6.5毫升
		鸡子大	1鸡子大=40.56毫升
		鸡子黄大	1鸡子黄大=10.6毫升
		枣大	1枣大=6.00毫升
		枣核大	1枣核大=0.65毫升
		梧桐子大	1梧桐子大=0.25毫升
		大豆大	1大豆大=0.22毫升
		小豆大	1小豆大=0.07毫升
		粟大	1粟大=0.025毫升
		黍大	1黍大=0.015毫升
衡	汉	新莽嘉量	1两=13.19~16.0克
	唐	小制（医用）	1两=37.61克
		大制	大制1两=小制3两
	宋、元、明		1两重与清库平1两相似
	清	库平	1两=37.301克

（见于南京药学院主编．药剂学．北京：人民卫生出版社，第1版．1978：14）

五、除个别“名方”及疾病治疗尚无更好的药物替代者外，方笺中凡含有铅、汞、砷及剧毒药品者，未选入本书。使用时，应注意结合现代研究鉴别使用，避免药物毒性或不良反应。

六、本书末附中医美容笺谱索引，以便读者查阅。

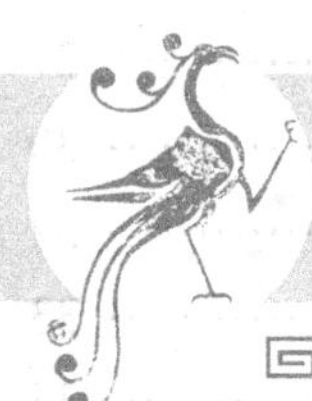

目 录

第一章　驻颜美容话笺谱

第二章 面部美容笺谱

第三章 五官美容笺谱

第五章　体形健美笺谱

第六章　护肤助美笺谱

第七章 辟秽香身笺谱

第八章　养生美容笺谱

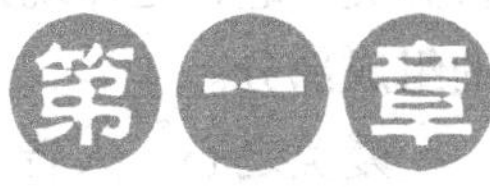

驻颜美容话笺谱

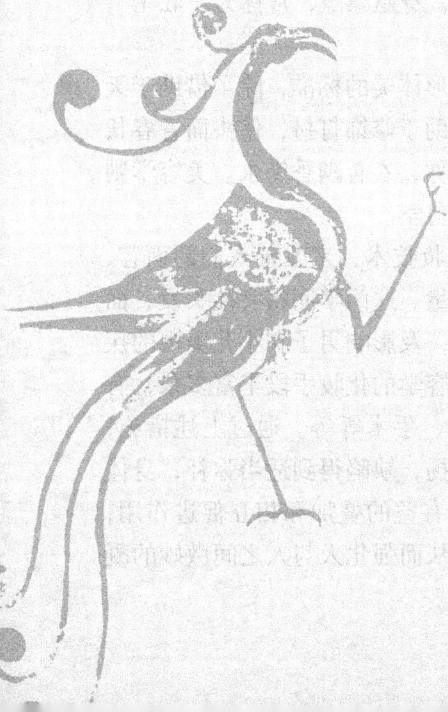

第一节 从形体美谈起

容貌姣好，仪态端庄，属于形体美的范畴。它和心灵美、行为美一起，是体现人们道德高尚的精神风貌所须臾不可缺少的组成部分。

爱美之心，人皆有之，古往今来中国的民俗对此尤其重视。《汉乐府·陌上桑》称秦氏罗敷“头上倭堕髻，耳中明月珠，湘绮为下裙，紫绮为上襦”，代表着俊俏的采桑女子形象，能起到使“耕者忘其犁，锄者忘其锄”的社会效果。明清通俗小说里，凡女子云鬓乌黑，眉若春山，目若秋水，唇若含珠，牙排碎玉，妩媚多姿，娟秀窈窕，常称为“美人”；凡男子髭发如漆，额阔庭满，面如冠玉，浓眉大眼，鼻直口方，目若朗星，唇若涂脂，胸脯宽广，身躯凛凛，常称为“壮士”。这些都是对形体美的赞誉。

一个人要想达到社会公认的形体美的标准，除了借助于天生丽质或堂堂相貌之外，还可借助于修饰打扮，使头面青春长驻，皮肤细腻洁白，躯干肥瘦匀称，衣着幽香镌永。美容学则正是研究和解决这些问题的一门科学。

美容学旨在应用化妆品和化妆技术，来改善人们的面容、五官、须发、体肤、气味等的质量。这门学问将女性头发、面容的美化，老人衰颓症状的延缓，及影响男子和小儿美观的疾病的防治，都放在显著地位。美容学的化妆手段丰富多采，有内服、外搽、沐浴、薰衣、按摩、手术等等。通过上述措施，可使人体自身的优美得到充分发扬，缺陷得到适当弥补，身体各种要素得以协调和统一，产生有益的叠加和相互促进作用，起到增容驻颜，遮丑抗衰效果，从而强化人与人之间微妙的凝聚力，提高人们与社交相关的诸多优势。

美容学是当今国际上进展迅速的一门学问。世界发达国家和发展中国家为了充实和美化人民生活，都花很大本钱致力于美容化妆品及美容技术的研究。以日本为例，著名学者大门一夫所撰《怎样才能使皮肤健美》问世以后，收到了许多读者对化妆品咨询的信函。为了满足人们的需求，该书在不长的时间内，再版了十五次，由此可以看出国际社会上对美容化妆的向往。在中国，近几年制造和销售化妆产品的日用化工厂、保健用品厂犹如雨后春笋，拔地而起，美容技术也在医院内得到广泛开展。社会上流行的合成化妆品制剂如润肤霜、祛斑霜、防皱霜、防晒霜、冷霜、增白粉蜜、花露水、香水、头水、喷雾发胶、发乳、发蜡、发油、洗发精、染发精、唇膏、睫毛膏、眼影粉、爽身粉、粉饼、胭脂、指甲油等，层出不穷，不断更新。美容化妆品已由少数达官贵人的专用奢侈物，变为广大人民美化面容、清洁肌肤的生活必需品。

新型化妆品制剂的普及，在使人民获得利益的同时，也带来了不少弊病。例如一些患面部黄褐斑等色素过多症的人，外涂由氢醌调制的润肤祛斑霜后，引起过敏性皮炎，局部产生灼热感，色素沉着反而加重。一些儿童用的爽身粉由于含硼酸量高，给娇嫩的皮肤带来损害。还有一些搽用的化学合成化妆品制剂，能使个别特异体质的人面部发疱，造成事与愿违的结果。因此，合成化妆品制剂的副作用和安全性，渐渐成为国内外人们舆论关注的话题。不少人提出化学物质药理作用强，毒性难以控制，不如“回归大自然”使用生物原料研制的化妆品。于是，20 世纪 80 年代晚近，国际上采用天然药物作为化妆品添加剂以适应社会需要，正在成为引人瞩目的新动向。

同世界各国相比，中国有着制造和使用“全生物”美容化妆品的悠久历史，积累了丰富的实践经验。中国医药学宝库文献里载录的美容方笺琳琊满目，为世所罕见。采用中药研制的化妆品如珍珠霜、当归人参洗发精、蜜源花粉类护肤用品、芦荟制剂等，在国际市场上备受青睐，表明中国传统医学对于研制天然药物化妆品，具有明显的技术优势。

为了适应海内外美容化妆品的发展趋势，为了给天然药物化妆品的研制和使用另辟蹊径，让中国和世界人民的生存环境更美好、更充实，本书从浩翰的中医古籍中，精选出三百余首制用简便、毒副作用较小的天然药物美容处方，按内服、外用的次序排列起来，犹如争奇斗艳的群芳花卉之谱，以便读者查阅和采用。相信通过本书的介绍，在这些笺谱付诸实践之后，将会使您的生活更加美满，家庭更加幸福，情操更加高尚，工作更加愉快。

第二节　中国美容史话

美容及化妆品的研究和使用，在中国可谓源远流长。它的历史大体分为萌芽、形成、充实和发展四个阶段。今依据有关史料，作一概略介绍。

一、殷商至西晋时期

自殷商至西晋的1900年间（公元前1600年～公元316年)，是中国美容化妆术的萌芽时期。在这段漫长的时间内，我国由奴隶制逐步转入封建制社会。生产力得到初步发展，人民生活曾几度安定。西汉张骞出使西域，东汉马援南征交趾，人为地促进了中外药材和香料的交流，美容化妆的要求开始在生活水平高的宫廷贵族和诸侯内部萌生。美容化妆品的记述仅散见于各类简册之中，尚未见到有关的专论。

现存甲骨文中的“沬”字，活像一个人在散发洗脸，有人认为这是关于美容的最早记载。

秦汉之际成文的马王堆三号墓出土帛书《五十二病方》中，对“头脂”、“靡（磨）脂”等美容制剂已有明确记述。还载录了“般（瘢）”和“乾骚（瘙）”等与美容相关疾病的治法，列方八首，药物以水银、雄黄、乌象（喙）、犁（藜）卢（芦）、芫华（花）、阑根、白付（附）、猪膏等为最常用。在马王堆一号墓西汉初长沙国丞相轪侯利苍的妻子辛追随葬品中，引人瞩目的是香囊、香料和中草药花椒、茅香、佩兰、桂皮、杜衡等的出土，表明当时美容化妆品的研制曾达到一定水平。

据《史记》载，西汉惠帝时，郎侍中皆傅脂粉。景帝朝（公元前156年）以降，对沐浴较为注重。如太子舍人汲郑“每五日洗沐”，褚先生言：“浴不必江海，要之去垢”。当时美容香身药物如蕙（零陵香）、杜衡、杜若、白芷、江离、蘼芜、菖蒲、泽兰等，使用已很普遍。到了东汉时代，苏合香由大秦国（波斯）进口，成为做香料和临床不可少的药品。

成书于东汉的《神农本草经》，曾对美容药物作了初步总结。关于“悦泽”、“美色”、“头不白”、“轻身”、“辟不祥”药物，上经列54种，中经列27种，下经列19种，共计100种。其中桃仁、女萎、白芷、兰草等，都是后世常用的美容香身之药。关于美容化妆品的剂型，该书提出了“面脂”，“浴汤”，较前又有所发展。

殷商到西晋，与美容相关的皮肤疾病的治疗，进展较快。如酒皶鼻、痤疮、狐臭、疴痒（瘙痒性皮肤病）、肬赘（疣）、秃（头部湿疹或头癣）、毛拔（斑秃）都有了治疗方法。在西晋皇甫谧的《针灸甲乙经》里，还记载不少针灸治疗皮肤病的事例。

后汉三国至西晋，由于战乱灾荒频仍，美容化妆之术处于停滞状态。

二、东晋至唐末时期

自东晋讫唐末580年间（公元317~896年），是中国美容化妆之术的形成时期。在这段时间内，由于东晋及其后的宋、齐、梁、陈五朝偏安于江南，未遭战乱洗劫，处于相对稳定状态，农业、手工业和商业得到一定发展，美容化妆品的研制也有了起色。隋唐两朝国家的统一和版图的开拓，经济实力雄厚、国际交流频繁以及医学长足的进步，在国外美容香身药料如新罗白附子、高丽人参、越南沉香等不断输入我国的情况下，促进了美容化妆品的研究，并使之成为盛唐时期宫廷贵族和人民生活共同享用的物质文明。

东晋医学家葛洪所撰《肘后备急方》卷六，列《治面皰发秃身臭心惛鄙醜方第五十二》，是讫今为止国内文献中最早的美容笺谱专篇。该篇复经梁朝陶宏景和金朝杨用道整理增辑，计列美容方109首（其中葛、陶二氏方75首）。美容范围涉及头发、面容、五官，“肥白”、“细腰身”，“除胡臭”、“汗臭”、“阴下股里臭”，“令人香”，以及手脂、澡豆等，可谓初具规模。书中采用的药物如珍珠、鸡蛋清、白芷、白蔹、土瓜根、白附子、黄连、芎劳、木兰、女菀、松脂、茯苓、蔓荆子、白蜜等，都是后世美容化妆队伍里的常用药品。杨用道还特地记录了“陈朝张贵妃常用膏方，鸡子一枚，丹砂二两，末之……傅面，光白如玉，光润照人，大佳。”表明其中的一些方笺来自宫廷，渐传及民间，疗效比较可靠。

刘宋时代，宫廷贵族对香身辟秽之方颇为重视。宋明帝尝撰《香方》一卷，继之无名氏还著有《杂香方》五卷和《龙树菩萨和香法》二卷宋书范晔传“和香方”序说：“麝本多忌，过分必害；沈实易和，盈斤无伤；零藿虚燥，詹唐粘湿。甘松、苏合、安息、郁金、㮏多、和罗之属，并被珍于外国，无取于中土。又枣膏昏钝，甲煎浅俗，非唯无助于馨烈，乃当弥增于尤疾也。”此序虽以香药过用之害比类明士，但也从一个侧面说明当时社会上流对香身之品的崇誉。

唐代著名的“贞观”和“开元”之治，造就了一个较为持久的国泰物阜、衣食丰备的社会。从当时谱写的诗篇中可以看出，每逢腊日，帝后常以“口脂面药随恩泽”赐给臣子，臣下则每每“晓随天仗入，暮惹御香归”。由于美容化妆品的广泛使用，不仅宫中佳人“雪肤花貌参差是”，“罗衣欲换更添香”；即便农家妇女，也多“邀人施脂粉”，并认为“铅华不可弃”。社会上对美容化妆品奢望的提高，要求医学界研制更多的滋养和疗病性驻颜乌发护肤用品，公开化妆品的配方。这些需求在医学著作里也反应强烈。初唐医学家孙思邈撰写《千金翼方》时，在“妇人面药”篇谈到：“面药手膏，衣香藻（澡）豆，仕人贵胜，皆是所要。然今之医门，不许子弟泄漏一法，至于父子之间，亦不传示。……愚于天下，令至道不行，甚可怪也。”他指出：“圣人立法，欲使家家悉解，人人自知。”于是收录面药 120 首（其中《备急千金要方》81 首，《千金翼方》39 首），薰香、浥衣香方 6 首，令身香方 13 首，推动了美容学的发展。其后王焘《外台秘要》以孙氏美容方为基础，广收博采，设立专卷，录方达 200 余首。其中“近效则天大圣皇后炼益母草留颜方”、“南平公主裛衣香方”等，都是起自宫廷，流传民间，简便有效，备受欢迎的美容化妆制剂。这一时期美容化妆方笺的特色在于：配方较《肘后备急方》复杂，立意周详，制法精细，但研制方笺的理论阐述缺如，诚为憾事。

唐代美容方不仅对后世的影响很大，晚近也引起了国外的注意。如《千金翼方》妇人面药 39 方的研究，在西德《药用植物》1980 年第 4 期上，就曾有论文发表。

三、五代至明清时期

自五代、宋、金、元、明至清末约1000年间（公元907~1911年），是中国美容化妆之术的充实时期。在这段时间内，封建制社会由鼎盛转向衰落，资本主义萌芽开始产生。国内连续经历了四个回合战乱与安定的交替反复，生产力虽有一定发展，但生活水平不及盛唐。中外交流的日益频繁，香料进口的种类数量更多。美容之学的特点在于：美容理论有了较大发展，美容方笺有了较快增加；但应用范围主要局限于宫廷贵族、王侯大臣和富裕阶层之间，人民群众应用相对较为稀少。

宋代对美容化妆之术卓有贡献的医书，首推陈昭遇、王怀隐等编著的《太平圣惠方》。该书收集了宋太宗赵光义的藩邸时搜藏的千余首验方，其中也包括五代至宋初宫廷的美容化妆方笺。该书卷四十疗头面病方中，列治面皯䵳诸方27首，治面皰诸方13首，治面皯皰诸方10首，治酒皶诸方12首，治粉刺诸方10首，治黑痣诸方5首，治疣目诸方11首，治狐臭诸方17首，灭瘢痕诸方20首，令面光泽洁白诸方19首，面脂诸方15首，藻豆诸方12首，治身体臭令香诸方7首，计13门178首。卷四十一为疗须发病专方，列治发白令黑诸方25首，治眉发须不生诸方13首，生发令长诸方11首，令发润泽诸方5首，治头风白屑诸方18首，治发黄令黑诸方7首，治头疮白秃诸方11首，治须发秃落诸方8首，令生眉毛诸方8首，治头赤秃诸方5首，染髭发及换白变黑诸方14首，楷齿令髭发黑诸方9首，计12类134首。此外在卷二十四疗诸风专方中，还列治白癜风诸方16首，治紫癜风诸方8首，计2门24首。以上三卷，总共列与美容相关疾病27门，载方336首。突出者如永和公主澡豆方为采自唐德宗年间的宫廷方，方中使用白芷、白芨、白附子、白蔹等六种“白药”，加桃杏二仁、沉麝二香、皂荚等，属于疗效确实、香气浓郁、祛垢润肤兼顾的洗涤剂。特别值得提出的是：每门方笺之前，都有病因病机概述。如治面皯黯诸方云："夫面皯黯者，由脏腑有痰饮，或皮肤受风邪，致令气血不调，则生黑皯。""若皮肤受风邪，外治则差。若脏腑有痰饮，内疗则愈也。"治发白令黑诸方云："夫少阴肾之为经也，主于骨髓，其华在发。若血气盛则肾气强，肾气强则骨髓充满，故发润而黑。若血气虚则肾气弱，肾气弱则骨髓枯竭，枯竭则令发白也。"这些理论是对前人经验的升华，在临床上有一定指导意义，它是《太平圣惠方》对美容化妆之术的一大贡献。

宋徽宗政和年间（公元1111～1117年）敕庭臣修纂的《圣济总录》200卷，专设面体、髭发两门，述病13种，处方100首。该书论面发疾病的症状观察较《太平圣惠方》细致深入，对病机治则提出了不少与《太平圣惠方》相悖的观点，推动了美容化妆品研究向纵深发展。如论面皯黯曰："皯黯之状，点如乌麻，斑如雀卵。稀则棋布，密则不可容针……其形外者，或饱食安坐，无所作为，若养生方所谓积聚不消之病，使人面目黎（黧）皯是也。散之固有常剂，若乃涂泽蠲除，朝夕从事者，又安可已耶。"这些真知灼见，对颜面疾病的防治，有较大指导意义。在《圣济总录》问世之前，陈师文《太平惠民和剂局方》也收录有一定数量的养生美容方笺。

元初提点太医院事许国祯撰《御药院方》，搜集金元及其以前的宫廷用方，藏美容化妆方笺较富。该书卷九治咽喉口齿门，列陈希夷刷牙药、二色漆牙药、白牙药珍珠散、牙药麝香散等，非常重视保持牙齿的洁白美观。卷十洗面药门，列宫廷方25首，譬如御前洗面药、皇后洗面药、乌头药、淖手药等，代表着宋、元大内的美容化妆风格。

明初周定王朱棣等编撰的《普济方》，对于美容化妆方笺之收载规模空前。该书头、面两门用五卷的篇幅加以阐述。头门3卷，分12类，列方407首；面门2卷，分9类，列方340首。总计21类，列方747首。涉及著作除前述者外，尚有《传信适用方》、《德生堂方》、《世医得效方》、《瑞竹堂经验方》、《十便良方》、《百一选方》、《儒门事亲》、《朱氏集验方》、《余居士选奇方》、《卫生家宝方》、《杨氏家藏方》、《本草方》、《海上方》等，还加入了作者自己收录的许多医方。但该书医论均因袭《圣济总录》，无独到见解。

明代为美容之术发展做出贡献者，尚有太医院吏目龚廷贤所著的《鲁府禁方》。该书分福、寿、康、宁四集，宁集卷之四收载鲁王府美容13方。这些方剂除杨太真红玉膏含有轻粉外，其他未用铅汞之类的药物，可谓选择美容方的进步之举。李时珍《本草纲目》录入美容方亦较多，推动了美容学的发展。

朝鲜金礼蒙等所编《医方类聚》，成书于公元1445年，是一部卷帙浩大的著作。该书收载美容方剂甚多，于"诸臭门"尤有较多精辟分析。如引《三因方》谓："胡臭与漏液，虽不害人性命，而害人身，奉亲事君，乃至交游，皆非所宜。修身之士，务为清洁者，或得此患，不可不思，有以去之。"并认为体臭、胡（狐）臭、漏液与体气不各、气血不和，风邪所搏，津液蕴瘀有关，"天生臭者难治，为人所染者易治"，确属至理之言。书中列除臭辟秽香身方125首，对于口、唇、齿病引起的臭气，亦有治疗方笺供寻阅。

清代美容化妆之术的研究，一部分汇萃于宫廷，一部分集中于东南沿海一带的小作坊。

据清宫档案记载，在乾隆朝，皇帝已非常讲究美容香身。乾隆十二年二月二十日，太医院为皇帝配制的桃花玉肌肥皂"用时占（粘）脸"，帝随问过大夫武维藩、花三格，传旨"减去"肥皂中的"白酒"。同年十一月十七日，太监胡世杰传旨说："香衣法，朕在藩邸时节，我配的好。元年交给你们配的平常，不甚于香，只怕是香料平常。今这一次着你们必定用上等好香合配。随上交安春香二把，着大夫们议合香衣法，酌量加入安春香多少，议定奏明再合。钦此。”十一月十八日，太医刘裕铎、陈止敬、邵正文等谨奏：“臣等遵谕旨议得于香衣法中，加入安春香一两应用。谨此奏闻。”这时乾隆帝仍不放心，再次传旨说：“今年不必合。收香味的时候，配出来也不香，明年二月内合。钦此。”在中国历史的长河中，像这样由皇帝出面亲自过问肥皂和香料之事，极为罕见，由此可窥清朝最高统治者对美容化妆品的重视。此风气在宫廷内一直延续到清末，无怪乎慈禧太后和光绪皇帝的脉案中，长发香发方笺、令发不落方笺，洗头沐浴方笺、肥皂、面药方笺等俯拾皆是了。

东南沿海的美容化妆品小作坊，在唐宋元明时已有之。到了清代，规模有所扩大。清·咸丰十一年（公元 1861 年），上海山西路南段建立了老妙香粉局，以生产精制生发露油、香粉等，蜚声海内。同治元年（公元 1862 年），杭州“孔凤春”化妆品店成立，生产贡粉，朝贡皇室。光绪三十一年（公元 1905 年），香港成立了广生行，开始采用机械和化学方法制造化妆品，掀开了我国美容化妆品制造新的一页。

需要指出的是，从五代至清末，我国外科学有较大发展，外科著作中不乏美容方笺。如明代陈实功《外科正宗》，王肯堂《外科準绳》，清代吴廉《医宗金鉴·外科心法要诀》等，都有一定数量祛疾美容方笺收载。

四、辛亥革命至建国后时期

自辛亥革命至建国后（公元 1911 年至现在），是中国美容化妆之术的发展时期。在这一时期内，我国虽几经风雨动荡，但逐步走向稳定。人民生活水平的提高，使美容化妆品的研制和销售出现了前所未有的好势头。

辛亥革命以后，美容化妆品的研制主要局限于东南沿海城市。如广生行的广州、上海、营口分行，上海的明星香水厂、大陆药房、家庭工业社、永和实业社、好来药物公司、富康贝化妆品厂等。这些企业的崛起，对我国化妆品的生产、发展品种、开拓市场、美化人民生活，起到了积极推动作用。

近十年来，国内美容化妆品生产发展较快，仅上海一块，化妆品厂已达三百多家。为了适应国际上对天然原料美容品的需求，中国中医研究院西苑医院清宫医案研究室于 1981 年编著出版了《慈禧光绪医方选议》。该书收录较多数量的宫廷美容化妆品方笺，在海内外产生了一定影响。与此同时，清宫医案研究室还以大内秘方为基础，研制了紫禁城牌老年香皂。因其治疗皮肤瘙痒症有显著效果，目前已出口创汇。1985 年晚近，中医美容著述和杂志报道日渐增多，表明这一领域研究的步伐加快。中医药美容产品如人参生发液、当归三七洗发精、“101”毛发再生精、银耳珍珠霜、友谊玉容霜等，都已成为市场上很受欢迎的畅销货。一些著名的中成药制造厂家如北京同仁堂制药厂，也开始生产美容祛斑净、老年养颜润肤霜等“妙灵美容保健用品”。相信在不久的将来，这些中药美容化妆品将会与合成化妆品并驾齐驱，共同造福于中国和世界人民。

第三节　漫谈影响容貌俊俏的常见证候

中医学所谈影响容貌俊俏的证候，由于年代久远，文字古奥，每使人难读、难懂、难于理解。为了普及美容知识，现将常见者举出，并浅释于后。

一、头面证候

1. 皯黵——皯音干，又作奸；黵音赠，又作黵。二字为同义字，并连成词，指面部黑气。《圣济总录》形象地描述它"点如乌麻，斑如雀卵，稀则棋布，密则不可容针。"相当于现代医学之黄褐斑、雀卵、黑变病等。本病的形成，多由风邪外客，痰饮浸渍，饱食安坐，宿食不消，以及肾气虚弱、水邪上泛所致。

2. 皻皰——皻音渣，又作皶，谓面上细起如粟谷状；皰为疱之异体字，谓面疮。皻皰，系指面部所生含有白色脂肪质或红色小疮粒。酒皻鼻是皻皰的一种，专指鼻部及其两侧所生疮粒，红而浮起著面鼻。本病多由风邪袭于头面，结而不散，或饮酒之后，热势冲面，复遇风冷相搏所生。

3. 粉刺——《黄帝内经素问》称为"痤疿"，是寻常座疮的一种表现。痤疮多见于青年男女面部，亦可波及上胸和肩背部。开头时为针头大小的丘疹，顶头黑色时称为"黑头粉刺"。感染后可发为脓疱，甚至脓肿。本病的成因，唐代王冰认为："热怫内余，郁于皮里，甚为痤疖，微为疿疮。"现代医学认为与男女青春发育期性腺成熟内分泌机能增加，刺激皮脂腺分泌过多，使毛囊上皮增生，而将毛囊皮脂腺管口堵塞，再继发细菌感染引起。

4. 面皱——皱，音 zhòu（绉）。皮肤松弛而有纹络。面皱是老年性皮肤萎缩的现象，常表现为额纹增加，口周围可出现放射状皱纹，眼睑松弛下垂，肤色略呈暗褐，即南宋黄庭坚诗所说"皱面黄须已一翁"者也。经常风吹、日晒、水浸，以及遗传性、全身慢性疾病、内分泌障碍等因素，也可引起面皱。

二、须发证候

1. 白发——除先天性者外，多与衰老有关。一般从 40 岁以后开始有零星白发出现，至老年期白发增多。其过程是先变成灰白，后变成纯白，胡须（髭）及身体他处毛发也同时或相继变白。中医认为，足少阴、足三阳血气盛，则发润泽而黑，诸经气血虚乏，故易见白发。

2. 脱发——指额、顶、枕部或整个头皮毛发脱落。临床常见于老年性脱发和脂溢性皮炎。老年性脱发表现为额部及顶部毛发对称性脱落，脱发处皮肤萎缩，变薄而光滑。同时常伴有腋毛、阴毛脱落。脂溢性皮炎多见于青壮年，男女均可发生，头发常呈均匀性脱落，尤以头顶部较显著，头皮油亮粘腻，鳞屑常厚积，瘙痒较重，毛发变细脆易脱。本病的成因，中医认为与脾虚湿缠、胃气不足，或思虑过度，劳伤心脾有关。亦有因肝郁不解，气血失调所致者。

3. 油风——生于头部。因突然头发成斑块状脱落，故亦称“斑秃”或“鬼剃头”。本病多发于青壮年，发病前常有精神过度紧张或受精神刺激史，多为突然发生而无任何自觉症状，被人发现或自己无意中发现。表现为头部局限性斑状脱发，呈圆形、椭圆形或不规则形，大小不等，边界明显。部分病例的皮肤变薄，有轻度痒感。个别严重者可发展至全秃，甚至眉毛、腋毛、阴毛也会完全脱落。但对全身健康无明显影响。本病的发生，多与血虚不能随气营养皮肤，或情志不舒，血行失常，以致毛孔开张，风邪乘虚袭入，风盛血燥，毛发失养所致。

4. 髭须黄白——关于髭、须、髯的分限，古人解释甚明。汉、刘熙《释名》谓：“口中曰髭。髭，姿也，为姿容之美也。”“颐下曰须。须，秀也，物成乃秀，人成而须生也；亦取须体干长而后生也。”“在颊耳旁曰髯，随口动摇髯髯然也。”现代将三者统称为胡须。中医认为，须属肾，禀水气，故下生；足太阳经血气盛，则须润泽而黑。足阳明经血气盛则髭美。冲脉血气盛则渗灌皮肤生毫毛，亦为髭须之本。若肾气不足，足太阳、阳明及冲脉血气衰，无以荣养，则髭须即变黄白。

三、躯体证候

1. 痣——痣，又作黡。指面部及身体皮肤所生黑色、棕色、青色、或红色的局部性点状新生物。大小不一，多数高出皮面。表面光滑，或有毛，亦可呈疣状。可为先天性，或发于任何年龄。一般历多年不变，或略为增大，主观感觉无不适。生于面部者，常于容貌有碍。本病由风邪搏于血气，变化而生。

2. 疣——亦称“疣目”、“枯筋箭”、“千日疮”，俗谓“瘊子”。其状如豆如结，筋缀连数十，与鼠乳相类。或发于头面，或发于手足。多由风邪入于经络，气血凝滞，肌肉弗泽，发于皮表而成。现代医学认为本病是由病毒通过接触传染而引起的一种皮肤病，临床常见的有寻常疣、扁平疣、丝状疣、指状疣、蹠疣、传染性软疣、尖锐湿疣等。

3. 皲皴——皲，音 jūn，军。指手足皮肤受冻而坼裂。皴，音 cūn，村。指肌肤受冻而坼裂。皲皴，泛指冬季皮肤冻裂，有时伴有痛感。

4. 体气——又称“胡臭”、“狐臭”或“漏腋”。指人体出汗多、蒸发又较困难的部位如腋窝、乳晕、脐、腹股沟、外阴等处分泌物带臭秽之味。其中以腋窝部位最常见。故有人认为，体气者举其大概，狐臭者指其腋间，漏腋则又言其湿而生疮者，不可不辨。究其病因，多由湿热内蕴、气血不和所致。

躯体证候除上述外，尚有皮肤瘙痒、白屑风、赤白癜风、瘢痕疙瘩、消瘦、肥胖等，详参相关章节。

第四节　中医美容常用药物简述

中医美容常用哪些药物呢？这当然要依所欲美化的部位而

定。一般说来，美容的重点在头部，尤以颜面、五官、须发最为主要。此外，保护手足皮肤，调理形体胖瘦，亦在美容关注之列。我们祖先在数千年生活实践中积累了丰富而宝贵的经验。概括起来，美容方有治疗性美容方、滋养性美容方与混合型方三种。临床使用最多的是由具有前两种作用的药物配制起来的混合型方剂。其药物的选用亦多是两类药物的有机组合和配制。

治疗性美容方是指以治疗头面、皮肤、身体上某些轻微而较顽固的病症达到美容效果的方剂。治疗性美容方以所治疾患的部位、性质、病因病机的不同选用不同药物。一般说来，头面、皮肤、体表的疾患以其在上、在外、在表，多与感受风邪有关，亦有与五脏精血不足或六腑实邪留恋有关，所以治疗性美容方中，常使用疏散风邪（包括疏风散寒、散风清热及祛风除湿诸种）、清热解毒（兼清热燥湿）、荡涤实邪（泻水、通里攻下、削坚散结）以及调理气血（包括活血化瘀，理气和血）等类药物。常用的中药如白芷、防风、僵蚕、升麻、藿香、豆蔻、香附、川芎、白及、苦参、大黄、芒硝、瓜子仁……约一百余种。此外，古代还常用些矿物药，如云母、白石脂、紫白石英、朱砂等；或用些含重金属之炼制品，如官粉（铅粉）、轻粉（汞制剂）等，虽对某些皮肤病有一定效果，但目今似正在逐步被淘汰。

滋养性美容方用药常借助于动物脂肪、植物油、豆类及谷物的粉末等补益药物，如人参、黄芪、当归、玉竹等，以期使皮肤光滑鲜嫩、洁白细腻，从而达到美化容颜及抗衰老的目的。但这类药物单独使用便会有粘腻之弊，因此，临床上多是与治疗性药物配伍使用，使体表之恙得除，皮肤、肌体得养，一举而两得，且药物的剂型美观适用。

下面，分类简述美容方中常用中药：

一、祛风类

1. 白芷　白芷辛温，主入阳明。有祛风除湿之功，解除阳明郁热之能。色白气香，故能增香祛病。是美容方中最常用的一味。

2. 藁本　藁本辛温，主入厥阴、太阳。祛风散寒之力颇优，气味辛烈，除臭功良。

3. 细辛　细辛辛热，主入少阴。散少阴经风寒，开窍止痛。

4. 防风　防风辛温，甘缓不峻，性既发散，又可胜湿，故对于因风寒、风湿、风温所致之头面及周身的疾患皆可使用，在美容方中也是出现频率最高的药味之一。

5. 辛夷　辛夷辛温，归肺、胃经。质轻气香，疏风通窍。在美颜、美鼻药中颇为常用。

6. 白附子　白附子辛甘、大温，有一定毒性，入胃经，性极燥烈，能升能散，善引药力上行，以达祛除头面部风痰湿邪之效用。在治疗口眼㖞斜方中往往用为主药。在美容方中亦用其升、散、祛邪之力，以达到使面部邪除、络通之效。著名的美容方如七白膏、八白散、玉容散中皆用本药。

7. 羌活、独活　二活辛温，善除风湿。羌活作用偏于上，独活作用偏于下，对于因感受风寒挟湿所形成的疮疖、湿疹、瘙痒等多以此药治之。

8. 前胡　前胡味辛，性微寒，入肺经，主散风热，降气消痰。肺主皮，肺气通于鼻，外邪遏肺，或肺经有热，皆可使颜面、鼻部皮肤红赤微肿或成酒糟、粉刺，故宜以前胡，疏散风热，使肺气下降而面部症候得解。

9. 桔梗　桔梗苦平，入肺经。辛散苦泄，质轻上浮，故可使诸药之力上达于头面，故古有桔梗为“诸药舟楫，载之上浮”之说，故在美容方中作为引经报使之药颇多使用。

10. 桂枝、桂心　美容方中桂枝、桂心亦使用较多。古方中常混言“桂”，有注明“去皮”者，系指桂心；不言去皮用者，多者桂枝。桂枝亦温，发汗解肌，温通经脉，又能温阳化水。故凡因感受风寒而致表邪壅闭经脉，而致气血运行不常；或寒遏阳气，水湿不布，以本药与其他药配伍，常可收效。血得温则行，寒得温则散，是以面色黧黑、皮肤湿疹、体虚停饮所致的虚胖等，皆可用本药配伍治之。

11. 薄荷　薄荷辛凉，归肺、肝经。疏散风热，轻清上升。皮肤疮疹、口气秽浊，皆可用此，祛除外邪，内辟秽恶。痤疮、酒渣鼻、口臭方中，多佐此药。

12. 蝉衣　蝉衣甘寒，入肺、肝经。本为蝉之外壳，质地甚轻，故轻浮宣散，又性寒清热。因而在治疗头面部疮肿、湿疹、酒渣鼻等方中，多以之疏散风邪，兼清内热。既可止痒，又可退翳，所以美眼、止痒方中每每用此。

13. 葛根　葛根味甘、辛，性平。入脾、胃经。美容方中，葛根常生用并磨成极细粉末，或服或涂。其质轻，故能升；其色白，故宜面；其性能鼓舞胃气上行，故有生津止渴、退热解肌之效。凡因受风热、时邪而使面部成疮、成疹者，用之多可奏效。

14. 升麻　升麻味甘、辛，性微寒。入脾、胃、肺、大肠之经，既可升散，又可清泄，是解毒、清热、发散、升提之要药。因此，各类美容方中皆喜用之。

15. 白蒺藜　蒺藜辛、苦，性微温。主入肝经。味辛能散，味苦能泄，疏肝解郁，行气破血。故凡肝气不舒，气血不畅所致面色皯黯、疮疖或眼目疾患皆可用此。美容方中较多用。

16. 白僵蚕　僵蚕咸、辛、性平，入肺、肝经。辛能发散，咸能软坚，故为祛风解痉、化痰散结之药。临床中凡因肝气不舒导致气血不畅或痰热内结成疾而影响容貌者常用之。

二、祛湿类

1. 藿香　藿香辛、微温，入肺、脾，胃经。其气芳香，善散暑湿。美容方中，凡处理中焦积秽而致的体气、口臭、颜面部疮疖等，多选用此。盖本药辛散而不峻烈，化湿而不燥热，芳香辟秽，又可理气和胃，是一味用途广泛而副作用较小的良药。

2. 佩兰　佩兰辛平，入脾、胃经。其气芳香，味辛能散，故能宣化湿浊，善除中焦秽浊陈腐之气，对于感受暑湿、口气腐秽病证最为适宜。

3. 白豆蔻　豆蔻辛温，入肺、脾、胃经。辛散温通，芳香理气，故可化湿消痞、行气温中。对于湿邪郁遏上中二焦、致气机不畅，因而引起面部邪结，或齿垢、口臭者，宜以此化之。

4. 草豆蔻　草蔻辛温，其气芳香。与白豆蔻相比，本品长于燥湿健脾，湿中止呕，二药常常兼用或代用。

5. 茯苓　茯苓甘平，渗利水湿，健脾益胃，宁心安神。在各种原因引起的水湿积聚中皆可用之。美容方中常以之治疗水气停留所致的面色黧黑、面色不华等。脾胃健运，水谷得化，人体才能健康，面色乃得红润，是以美容方中多用此药。

6. 白术、苍术　二术辛温，皆可燥湿。白术长于健脾，苍术善散表湿。表湿、里湿皆可致面色不华，故二术多用，以美面色。

7. 泽泻　泽泻之用，亦以利湿，湿去营养精微得布，体型、面色乃得正常。

8. 滑石　滑石甘寒，质滑利窍，功能清热利水。外用又可收湿敛疮。故于湿疹疮疡及湿热壅盛时用之。

三、散寒类

1. 附子　附子辛热，归十二经。其气纯阳燥烈，走而不守，既可峻补下焦之元阳，又可外达皮肤而散风寒。凡元阳欲脱，或寒凝经脉，导致气血运行不畅而令皮色不华者，可用附子回阳固脱，或温阳通脉，以达到美容壮体之目的。

2. 川椒　川椒辛热，主入脾胃。散寒燥湿，又可杀虫。故美发、美颜方中多用之。以血得温则行，得寒则凝之故。

3. 公丁香　丁香辛温，其气辛香。能暖脾胃，能降逆气。对于虚寒性胃病有较好疗效，在治疗口中气秽症中，亦有卓效。单以公丁香或母丁香一枚噙于口中，对于辟除口气即有效果。临床多与它药伍用，效果更佳。

4. 荜茇　荜茇辛热，入胃、大肠经。能散胃腑沉冷，又解大肠寒邪。凡因下焦寒凝，上碍于颜色者用之有效。

四、清热类

1. 石膏　石膏辛、甘寒，入肺胃二经。生用除肺胃经实热，煅用可收湿敛疮。对于由肺胃实热所致之痤疮、湿疹，常内服、外敷，生熟并用。

2. 知母　知母苦寒，入肺、胃、肾经。苦能泻热，质润滋阴。对于肺肾阴虚所致之头发枯黄，甚或早白，以及唇焦口燥之症，皆可以本品配伍其他针对病机之药治之，起到美容效果。

3. 黄连　黄连苦寒，清热燥湿。举凡因内有实热，毒气熏蒸所致的痈肿疮疖、口舌生疮、湿疹瘙痒、头疮头癣等等，皆可用之。本品在治疗性美容方中颇为常用。

4. 黄芩　性味功效与黄连同，但作用力偏于上焦，效力较黄连略逊。常与黄连同用。

5. 黄柏　黄柏苦寒，入肾与膀胱经。尤长于清下焦湿热，是治疗下肢疮疡要药。

6. 栀子　栀子苦寒，入心、肺、三焦经。生用苦寒泻火；炒黑走血分，有凉血解毒之功。由实热所致之疮疡、口舌糜烂等以此治之效。

7. 白蔹　白蔹味苦，性微寒。入心、胃经，善清热解毒及治疮疡及烫火伤。在美容方中，常以之消肿、敛伤及治各种皮肤病。该药色白质细，故美面方中多用之。

8. 天花粉　天花粉一名瓜蒌根，味甘，微苦酸，性微寒。入肺、胃经，能清热生津，除烦止渴，兼有排脓作用。故头面部生疮疖、口疮时，多用本品，既可清热消肿，又可生津润燥。

9. 生地黄　生地甘寒，入心、肝、肾经。味甘、性寒、质润，故为滋阴凉血之要药。美容方中凡有血虚火旺之病机者，皆可用之。既可祛邪，又扶正气。如少白头、口舌生疮、头面生疮疖等类方中多见本药。

10. 赤芍药　赤芍苦寒，主入肝经。善走血分，清热凉血，散瘀止痛。凡血分有热，因热生疮、致瘀者，皆可用本品治之。

11. 牡丹皮　丹皮苦辛，性微寒。其性味辛开苦降，故长于散瘀血，性微寒，可清血热。常与生地、赤芍等同用，以达美容之效果。

12. 地骨皮　地骨皮甘寒，能退虚热。与养血滋阴药合用治须发早白颇有疗效。其他因阴血不足所致的疾患中亦宜使用。

13. 苦参　苦参苦寒，入心、脾、肾经。清热燥湿，又善杀虫。宜治疮疡，更善治湿疹、瘙痒之证。故皮科外治方、美容方皆喜用之，常与地肤子、土茯苓等相配用。

14. 白藓皮　白藓皮苦寒，入脾胃经。清热燥湿止痒，为治皮肤风疹、疥癣之要药。在美容方中，为使皮肤光洁，虽未生癣、疹，每亦配伍白鲜皮以防病于先。是以许多美容方中皆用此。

15. 连翘　连翘苦、微寒，入心、小肠经。苦能泻火解毒，质轻上浮，故其作用侧重在上焦，是美容方中清泻上焦热毒常用之药。

16. 木兰皮　木兰皮苦寒，入肺、脾、胃之经。苦味能泄，寒性清热，故可清热、燥湿、解毒。木兰皮本身是皮，气味芬芳，故其作用偏于皮肤，是治疗面热赤疱、酒渣鼻疾之要药，亦入香料。

17. 赤小豆　赤豆甘，微寒，入心与小肠经。性善下行，清热解毒。热毒肿痛，服之可清。

18. 侧柏叶　柏叶苦、涩，微寒，入肺、肝、大肠经。本品苦寒凉血，涩能收敛，是凉血止血之良药。在美容方中主要以之凉血以治疗血热引起的须发早白或面生痤疮等。

19. 地龙　地龙咸微寒，入肝、胃经。性专行散，故通经络；性寒清热，尤长于清肝定惊。美容方中以之治血热经络瘀阻所致的面皰、疮肿、目赤、少白头之类。

20. 土瓜根　又名王瓜，是旋花科植物土瓜的块根。性味甘苦寒无毒，功能行血破瘀、消肿散结解毒。治疗面色、面疮、面上痱瘖，为其所长。故在美容方剂中，出现的频率很高。

21. 女菀　又名白菀，气味辛平。擅长清肺止嗽，治疗面部紫黑。孙思邈《千金方》用本品酒服，治疗面黑如漆，称“男十日，女二十日，黑色皆从大便出也，”溢美之词颇多。

五、除实邪类

1. 大黄　大黄苦寒，沉降下行，峻下实热，荡涤肠胃。凡内有实热邪结所致的头面、皮肤生疮肿、酒糟鼻、口气秽恶等情况，皆可以大黄通里攻下，以期釜底抽薪，收美容之效。但须体质壮实者方宜，体弱者或伍以扶正药。

2. 芒硝　芒硝又作“朴硝”，风化者称“元明粉”。元明粉质地细腻洁白，尤为美容方中所喜用。芒硝内服荡涤肠中燥结，外用有清火消肿之功，对于头面体表所生疮疖有较好疗效。

3. 火麻仁　火麻仁一名“麻子仁”。味甘性平，入脾、胃、大肠经，有缓泻之功能。适用于年老体弱者而内有实积者。兼可补虚，故使用范围亦较广。

4. 牵牛子　牵牛子美容方中常用“白丑”，乌发方中则用“黑丑”，能利二便，下气行水，消痰涤饮。对于由水饮内停所致面色不华或生皯黯者，可用本品内除水气，以利气血调畅，兼用扶正之品，则面色可复红润。

5. 商陆　商陆苦寒，归肺、脾、肾经。通利二便，行水退肿。内服功近牵牛。外用又可散结消肿，是以洁面方中多有用者。

6. 冬瓜子　冬瓜子味甘性寒，质地滑润，入肺、胃、大小肠经，故上可清肺部之蕴热，下可导大肠之积垢，且能滑痰排脓，故对因肺胃、大肠实热蕴结所致的口臭、疮疖、酒糟鼻等有较好的疗效。

7. 瓜蒌　瓜蒌甘寒，入肺、胃、大肠经。亦有清热、涤痰、导滞之功，且能宽胸利气，消肿散结。临床中涤除实邪多用瓜蒌仁，实邪去则颜面粉刺、赤肿等可消。

8. 桃花　桃花苦平，入大肠、膀胱经，有通便、利水，活血之功效。是美容方中用以泻下的常用药。桃花系用桃花花瓣，其物轻艳，故能“悦泽人面”，“令人好颜色”，又能通利二便，故可使人减肥，达到体型美化之目的。

9. 皂角　皂角辛咸，性温，有小毒。入肺与大肠经。本品辛散走窜，咸以软坚消痰，入鼻则嚏，入喉则吐。少服之能豁痰导滞，祛湿除垢，通利二便。美容方中亦常以本品涤除垢腻，达到美齿、美面、消肿、止痒等目的。

10. 芦荟　苦寒无毒，长于清热通便杀虫，既往皮肤、口腔科用于治疗癣疮、䘌齿。现代研究证实，芦荟含有聚糖醛酸酯，呈凝胶状。能够促进皮肤疮伤愈合，对抗绿脓杆菌感染，是一种佳良的皮肤保护剂。

六、理气类

1. 木香　木香辛苦性温，入肺、肝、脾胃、大肠经。以其味辛能散，味苦能降，归经较广，故为行气止痛之要药。在美容方中以之治疗由脾胃气滞所生诸证，如口中气秽，齿垢，湿疹、体气等，能使气机疏通，内邪不生，而异气、垢腻可除。

2. 香附　香附味辛，微带苦甘，其性平。芳香走窜，既可理气，又可行血。李时珍谓其"利三焦，解六郁，消饮食积聚……"为美容方中最常用的理气药。

3. 沉香　沉香辛苦，性温，入脾、胃、肾经。本品虽芳香辛散，但质重沉降，故其理气作用主要是引气下行，暖肾纳气。《本草通玄》谓其"温而不燥，行而不泄"，故古方多用之。

4. 降真香　降真香简称"降香"，味辛，性温，入肝、脾经。气味芳香，其性主降。既入气分以降气、辟秽、化浊；又走血分，散瘀止血定痛。故对气滞血瘀而产生面鼾、齿垢等症宜乎其用。

5. 檀香　檀香辛温，入脾、胃、肺经。气味芳香，善调膈上诸气，畅胸膈，利脾肺、使邪散于内，而颜面之色亦复正常。

6. 甘松香　甘松味辛，甘，性温，入脾、胃二经。辛香行散，但其温而不燥，甘而不滞，善开脾郁，以除面部黑鼾。王好古谓其"理六气，去气郁"；《本草拾遗》载其"主黑皮鼾黯"，盖在于除中焦之郁结，与白芷、白附子配伍，相得益彰。

7. 厚朴、厚朴花　厚朴苦、辛，温，入脾、胃、肺、大肠经。功专下气除满，燥湿消痰。既可下有形之实满，又可除无形之湿满。颜面部之疮疖，色泽变化虽在上，但往往与气机升降失常有关，所以理气行气药在美容方中使用率颇高，而厚朴、厚朴花亦为常用之物。

除上述之外，公丁香、玫瑰花亦属常用的理气美容剂。

七、活血类

1. 川芎　川芎辛温，入肝、胆、心包经。辛散温通，故有活血化瘀之功。川芎为血分之气药，故对气滞血瘀所生的面皯、面皰、粉刺之类皆有良效，是美容方中十分常用的一味。

2. 丹参　丹参苦、微寒，入心、肝经。寒能清热，苦能泄降。入心肝二经，心主血、肝藏血，故颇能活血通经、凉血消肿、清心除烦。古人有“一味丹参散，功同四物汤”（《妇人明理论》语）之誉。在美容方中为清除颜面、皮肤上的疮疖、肿疡、瘢、癣之类影响容颜美观之物，常须伍用丹参。

3. 益母草　又称“坤草”，辛苦微寒，入肝、心包二经。有活血化瘀调经之功，于妇女病最为适用，故名“益母草”。益母草既可活血祛瘀，又可调经消水，对祛除妇女妊娠斑等颇有效验，故而是美面方中常用之品。《近效方》载武则天为皇后时专以益母草一味修炼、炮制后制成“留颜方”，便是益母草美容疗效极高的明证。

4. 桃仁　桃仁苦、甘，性平。入心、肝、大肠经。苦能泄降导下以破瘀；甘能和畅气血以生新。其质极富含油性，内服能润燥通便，外敷可润面生肌。桃仁有此三方面功能，在美容方中便可发挥多方面的作用。

5. 红花　红花辛温，入心、肝二经。功专活血，消肿通经。其物色红，外用复可增面色之红艳，故多被选用。

6. 月季花　月季花甘温、入肝经。其性甘温通利，其质轻柔细腻。故内服可疏通经气，活血调经；外敷可消肿解毒，以治瘰疬痈肿。内含油性，故颇适合美容化妆之用。

7. 凌霄花　凌霄花又名“紫葳”，味辛，性微寒。入肝、心包二经，既可行血破瘀，又可凉血祛风。故可用治血热风盛之周身风痒及皮肤湿癣等。风痒、湿癣亦是影响身心健康、美观之常见症。

8. 苏木　苏木味甘、咸、辛，性微寒。入心，肝，脾经，是行血去瘀，消肿止痛之良药。以其性偏寒凉，故使用时应注意用于因热郁所致的血瘀诸症。另一方面，本品色赤，美容方中用之尚可增加面部颜色之红润。

9. 麝香　见增香添色类。

八、益气温阳类

1. 人参　人参甘、微苦、微温，入肺、脾经。大补元气，又可生津。对于因气虚之面色不华，气虚所致之气滞血不生，皆有较好疗效。美容方中，用以滋养化源以生气血是较常见的。

2. 黄芪　黄芪甘温，入脾、肺经。补益中气，升阳固表。与人参相较，黄芪补气之力稍逊，但因该药性善升发，补气且又行滞，固表复能利尿，是以美容方中使用黄芪的频度超过人参或党参，盖为此也。

3. 白术　白术甘、苦，性温，有补脾益气之功，故能燥湿健脾。由于脾为生化之源，又为水湿运化之主，故无论生化不足还是水湿停滞所致之面色不华，黑气结于面之患皆责于脾，是以治疗性、滋养性美容方中皆用白术以健脾益气，燥湿利水。如是则邪可去而正可复，是以白术之药屡见。

4. 山药　山药味甘性平，入脾、肺、肾经。既可补气，又可养阴。其性兼涩，故有轻度收敛之能。临床对脾虚湿盛之湿疹、癣类皆可配用山药。其质细色白，内服、外敷皆无妨碍，因此，也是美容方中常常使用的佳品。

5. 甘草　甘草甘平，归十二经。补脾润肺，解毒缓急。更为突出之处是能合和诸药，使该药之性减缓而不峻猛。因此，甘草无论在医疗实践还是在美容实践中都是应用最为广泛的一种。

6. 鹿角　鹿角咸温，入肝肾经。补肾壮阳，强筋健骨。美容中皆制成鹿角霜使用。对于肾气虚衰所致的须发早白、齿牙动摇，面色晦暗等有较好治疗、保养效果，为温阳美容常用药。

7. 巴戟天　巴戟天辛、甘，温。专走肾经，温肾壮阳，祛风除湿，壮骨强筋。对于肾阳衰微之须发早白、目视不明、面多皱纹等可望取效。

8. 肉苁蓉　肉苁蓉又名“大芸”，味甘、咸，性温。补肾益精，润燥滑肠。作用与巴戟天相似，但温阳力略逊，而润肠通便为其所长。

9. 杜仲　杜仲甘温，入肝、肾经。补肝肾不足，强筋骨之能，起形体之衰，使耳聪目明，亦是美容之目的之一。

10. 菟丝子　菟丝子辛、甘，性平。入肝、脾、肾三经。既能助阳，又能益精。不燥不腻，为平补三阴经（肝、脾、肾）之良药。对于下元不足所致的须发黄白、目视不明、腰膝酸软、齿牙动摇等诸多病症可有疗效，因此，上述疾患的治疗性美容方中广泛使用本品为治。

11. 胡桃仁　胡桃仁甘温，入肾与肺经。补肾温肺，润燥通肠。其物含油，久食令人肥健、润肌黑发。

九、养血滋阴类

1. 当归　当归甘、辛，温。入心、肝、脾经。养血活血，行气止痛。是妇科病之良药，也是美容常用之佳品。举凡血虚，血滞所致之面色晦暗或不华，或生疮肿皆可用本品治之，血行则不暗，血旺则红润，是以有效。

2. 白芍　白芍苦、酸，微寒。入肝、脾经。补血敛阴，柔肝止痛。与归、芎、地黄组成四物汤，加减化裁通治妇科百病。在美容方中亦如是，是各种美容方中习用的一味。

3. 熟地黄　熟地甘、微温，入肝、肾经。补益肝肾，养血生精。精血为人身之本，故举凡血虚精亏之耳鸣耳聋、目视昏花、牙齿松动、须发早白等皆可以本品治之，是美容方中使用较多的一味。

4. 龙眼肉　龙眼又称“桂圆”，味甘性平，功专养血，又善宁心。既不滋腻，又不壅气，是补益良品。

5. 桑椹　桑椹甘寒，养血滋阴。性寒能清，故能止渴生津。目暗、发白、失眠、眩晕等症皆可使用本品，单用、伍用咸宜。

6. 沙参　沙参甘淡，性微寒，入肺、胃二经，清热养阴生津。治阴伤化燥诸症，如口舌生疮、唇焦齿燥之类方中常用。

7. 天门冬　天门冬甘、苦，大寒，入肺肾二经。能滋肾阴，并清肺火。因阴虚火旺之少年发白或齿燥不洁者可用本品，肾虚皮肤干裂粗糙者亦有用之。

8. 麦冬　麦冬甘，微苦，性微寒。归肺、心、胃经，作用力偏上。能养肺胃之阴，能清心除烦。生肌、润肌，亦治唇干。

9. 玉竹　一名“葳蕤”，味甘，性平。养阴润燥，生津止渴。口渴唇干，面部黑皯不润泽，用之可使“好颜色”。

10. 枸杞子　枸杞子甘平，入肝，肾、肺经。滋补肝肾，益精明目。本品不独益精，又可兴阳，故不腻不燥，为治肝肾不足所生诸多衰弱病症之要药。

11. 女贞子　女贞子甘、苦，性凉。入肝肾二经。补肝肾之阴，善清虚热。凡目视不明，须发早白因肝肾阴虚者多用本品，与旱莲草同用名为“二至丸”，就有很好的功效。

12. 旱莲草　旱莲草甘、酸，性寒，入肝、肾经。本品酸寒凉血止血，甘寒益肾阴，乌须发，是治须发早白方中最常用的一味。

13. 黑芝麻　黑芝麻一名"胡麻"，味甘，性平，入肝肾经。补肝肾精血，润燥滑肠。对肝肾不足所致的目视昏花、须发早白，用之颇佳。

14. 蜂蜜　蜂蜜甘平，入肺、大肠经。质地滋润，润燥滑肠。生用清热润肺，熟用润燥补中。又可解毒，调和药性，是美容滋润肌肤之常用佳品。

15. 鸡子白　鸡子白甘，微寒，无毒。生用清热，醋浸疗黄。酒渍七日，涂面美容。是去皯䵳、治面疱、润肌肤之佳品。

16. 白及　白及苦、甘，性凉，入肺经。补肺止血，生肌敛疮。《药性论》谓其"治面上皯皰，令人肌滑"。以其体质滑润，又极粘腻，是润肌肤、光颜面的理想药物。

17. 绿豆　绿豆甘寒，煮食消肿、下气、解毒。但在美容方中常以之磨粉外用，则可起去浮风，润皮肤，通行十二经脉的作用（孟诜语）。因此，将其置于本类中介绍。

18. 糯米粉　糯米味甘，其性粘润，以其细粉赋型，以增滑腻柔韧之感。

19. 牛乳　牛乳甘，微寒。主补虚羸，养心肺，解热毒，润皮肤。

20. 牛脂　牛脂甘温，微有小毒。内服可治消渴，外用可治疮癣、白秃。美容方中面脂、面膏、唇膏等用之，可滋润皮肤，光洁柔泽。

21. 鹅脂　鹅脂甘，微寒，无毒。《本草纲目》载："涂面急，令人悦白。（治）唇沈，手足皴裂，消痈肿"，可见在美容方中大有用途。

22. 羊髓　羊髓甘温，无毒。主治男女伤中，阴阳不足。

利血脉，益经气。李时珍谓其“润肺气，泽皮毛，灭瘢痕”，故美容方中多用之。

此外，尚有荜豆（豌豆）、小麦粉、阿胶、广明胶、猪蹄、猪膏、猪脑等。

十、增香添色类

1. 麝香　麝香辛温，通行十二经。辛味能散，温性能通，气极辛烈，芳香走窜，具有开窍醒神、通行经络之功。是治疗多种原因引起的神昏不醒的第一良药。同时，也是治疗经络阻滞所形成的闭经、癥瘕、难产、死胎等病症的重要药。在美容方中，麝香的活血通络之功与芳香辟秽之功同等重要，使用频率也几乎相等，但因其香气突出，辟恶作用较大，故仍列于本类之首，而于活血类仅作参见。美容方中举凡经络不通所致的面鼾、痤疮、目赤肿痛、口气、体臭（腋臭）等等均可配伍使用本品，内服、外用均可，用后香气袭人，效果显著。惟孕妇不宜使用，是为其弊。

2. 零陵香　零陵香又名“薰香”、“薰草”，以其有极强的芳香气味而使衣物皆沾香气而得名。本品味辛、甘，性温。辛味能散，温性能通，故可疏散风寒，使经络之气得通；气味芳香宜人，则可辟秽化浊，除臭气。在美容方中本品乃至本类药物皆以其馨香之气倍受重视，而其药理性用反在其次。

3. 杜衡　杜衡辛温，逐散风寒，消痰行水，活血平喘。味辛气香，受人喜爱。本品多用于风寒遏阻经络所致的面部不华，鼾黯、黑气等症。

4. 龙脑　龙脑又名“冰片”，为常绿乔木龙脑香树脂经加工制成的结晶品。味辛、苦，性微寒。入心、肺、脾经，有通诸窍、散郁火、消肿去翳的医疗作用。气味芳香，有类似麝香的开窍醒神作用，但药力较薄。美容方中以之作清热散火辟秽之品，运用于因血热、内热蕴结所致的口气、体气、疮肿、目翳之症。

5. 山萘　又作“三萘子”，内含龙脑，故有类似冰片的作用。但本品味辛性温，入心、脾、肾经，较冰片作用偏下，药性偏温，故适用于湿热内蕴所致的上述疾患，以起温中消食，辟秽化浊作用。

6. 苏合香　苏合香为金缕梅科乔木苏合香树树脂，味甘、辛，性温，入心、脾经。芳香走窜，能通经络，开窍醒神，《本草备要》称其“通窍开郁，辟一切不正之气”，是通络、开窍、辟恶气之佳品。

7. 菖蒲　菖蒲辛、苦，性温，主入心经。芳香之气逊于前述诸药，然其燥湿化痰、去湿开胃之功较佳，故对治疗内湿化热所致的口臭、齿垢亦有良效，往往与上药同用。

8. 朱砂　朱砂甘、微寒，有一定毒性。临床上有镇心安神之功，美容方中则主要用其色泽朱红之特点，作为美容添色的暂用之品。用量极少，毒性不强，因而可以扬长避短。

9. 赤石脂　赤石脂味甘、酸而涩，其性温。甘温能益气生肌而调中，酸涩能收敛固脱。色赤入血分，是生肌敛疮之良药。在美容方中使用本品，除能生肌敛疮之外，尚有增添红润之色的美容效果。

10. 紫草　味甘咸，性寒，色紫，功能凉血活血、清热解毒。因其所含紫色物质易溶于水和脂肪之中，故古代常用它制造紫色和肉色唇膏。

11. 甲香　生长在广东、福建省沿海，是一种被称为“流螺”蝾螺的海螺靥。味咸平，无毒。功能和气清神、解毒止痒，长于治疗甲疽、瘘疮、蛇蝎蜂螫、疥癣、头疮等症。古代用它作为制造口脂和薰香的香料。宋代寇宗奭指出，“甲香善能管香烟”。将诸香与甲香混合点燃之，可令香气不散。

12. 茉莉花　味辛甘，性温无毒。含茉莉花素、芳樟醇等成分。其气芳香，善能理气开郁、辟秽和中。蒸油取液，可作面脂，亦使头部润泽，长发，润燥香肌。令人多以和茶茗饮用。

13. 珍珠　味甘咸，性寒无毒，含有多种氨基酸及微量元素镁、锰、锌、硅等。长于润泽皮肤，涂手足去皮肤逆胪（指皮肤粗糙出倒刺），除面皯，令人好颜色。自唐代用于面脂、面药、澡豆之中，历时千年，经久不衰。

14. 龙涎香　为抹香鲸肠内分泌物的干燥品，呈不透明的蜡状胶块，色黑褐如琥珀，或有五彩斑纹。本品甘咸气腥，所含主要成分是龙涎香醇，功能行气活血、散结止痛、利水通淋。以火点燃时，焰呈蓝色，香气四溢，酷似麝香而幽雅，被薰过之物，能保持隽永的香气。但因其价格昂贵，多用于高级化妆品中。

15. 灵貓香　为灵貓科动物大、小灵貓香囊腺中的分泌物，色黄近褐，呈软膏状。气味苦辛温无毒，有行气、辟秽、止痛之效。点火时燃烧发明焰，气香，近之有异腥尿臭，远嗅则类麝香。将它稀释到万分之几时，则是一种定香剂，能与其他香料协同，散发出持久的阵阵幽香。因此，本品已成为近代化妆品中不可缺少的香料。

除上述之外，较常用的增香添色剂尚有：海狸香、玫瑰花、香茅、枫香、郁金香、排草香、迷迭香、艾纳香、兰草、詹糖香等，不再一一赘举。

不在十大类以内的，还有祛斑痕药物。常用者如：鹰屎白、蜀水花、乌贼骨、白僵蚕、白丁香、鸡矢白、衣中白鱼等。请详参有关章节。

第五节　中医美容方剂的研究现状和趋向

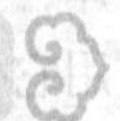

中医美容方剂的现代研究主要分为文献研究、临床研究和

药理研究三个方面。

一、中医美容方剂的文献研究

（一）中医美容方剂的文献整理

我国历代医学文献中均有数量不等的美容方剂，有的方书中美容方剂多达数百首。一些方剂确有较好的效果，被历代医家所推崇。整理古代文献中的美容方剂，发掘祖国医学宝库，为美化今天的生活服务，是中医药工作者的任务之一。

目前，中医美容方剂文献研究的书籍有《千金美容方》及本书等。对历代中医文献中的美容方剂进行收集、整理、精选对现代美容有一定实用价值。

（二）中医美容方剂的分析

崔万钧等查阅了170余种中医文献，收集了美容方剂1000多个，其中所涉及的中药有300种之多。这些中药中理血药为最多，占总药物数的15.7%，理气药占14.7%，燥湿药占12.5%，祛风药占12.1%，说明美容方剂主要以理血、理气、燥湿、祛风为主。同时对300种中药在处方中的几率进行了分析，发现白芷、白附子、茯苓的几率最大。现代研究证实白芷等对酪氨酸酶有阻滞作用，能减少皮肤中黑色素的形成，所以古代方剂选用白芷美容是有科学道理的。洪文旭对《千金方》中的85首美容方剂进行了分析。方剂以外用为主，85首方剂中有73方为外用方，其中洗剂8方、敷剂34方、脂剂12方、膏剂7方、澡豆12方，制备的方法各具特色。85首方剂中使用药物160种，包括植物药105种，动物药32种，矿物药23种。以使用频率计，植物药达488次，动物药149次，矿物药67次，可见以植物药最为常用。以85首方剂中使用药物的次数统计，白芷第一（29次），白附子第二（22次），川芎、蒺藜第三（20次），与崔万钧的统计结果基本相似。这些方剂具有使用方便，效果可靠的特点。《千金方》中所使用的主要美容药物都有洁面祛斑、润泽肌肤、治疗面疾和作为芳香辅药的作用。孙培林对唐代著名医药学家孙思邈所撰著的《千金要方》和《千金翼方》两书中用于毛发病治疗的方剂七十余首进行了分析，归纳为九种治法：①养心补血法：如发落不生令长方，药用麻子仁、柏子仁、远志、当归、川芎、大枣等。②补肾填精法：如治白秃发落生白痂终年不差方，药用菟丝子、苁蓉、五味子、续断、乌麻、桑寄生等。③生津润燥法：如秃无发者方，药用桑椹汁、生抽、乌梅、五味子、白蜜等。④祛风止屑法：如发落生发方，药用白芷、防风、蔓荆子、辛夷、桑叶等。⑤清宣肺气法：如生发膏方，药用杏仁、桑白皮、黄芩、竹叶等。⑥行气活血法：如王不留行汤，药用王不留行、牡荆子、蒺藜子、丁香、泽兰、柏叶等。⑦清热解毒法：如发鬓秃落生发膏方，药用莽草、蜣螂、茅苞、升麻、黄连、竹叶等。⑧温阳化痰法：如膏摩之方，药用附子、半夏、细辛、皂荚、牡荆子等。⑨杀虫护肌法：如松沥煎方，药用松沥、雄黄、石灰、苦参、蛇床子、秦椒等。这些古代美容方剂很值得美容养生和皮肤科工作者借鉴。

二、中医美容方剂的临床研究

（一）治疗黄褐斑方剂的临床研究

李博鉴将25例黄褐斑患者分为四型证治：①肝郁气滞型，治以疏肝解郁法，用柴胡疏肝散加减；②肝脾不和型，治宜疏肝健脾法，用逍遥散加减；③痰湿内停型，治宜温阳健脾、利湿祛痰，方选苓桂术甘汤或用木防己汤；④肾水不足型，治宜滋阴补肾，用六味地黄丸加味。按此证治原则治疗，全部有效。李秀敏治疗70例黄褐斑患者分为三型：①肝郁型，证属肝郁气滞，血热瘀结，治以清肝解郁、理气活血，药用“清肝丸”。②肾虚型，证属肾阴亏损，精血不足，血不养肤，气血瘀滞。治以滋水涵木，养血润肤，给以“补阴丸”。③脾虚型，证属脾虚湿滞，血瘀不行，治以健脾益胃利湿消斑，给予“实脾丸”。根据三型治疗的有效率为 82.9%。徐宜厚从肝（胆）、脾（胃）、肾（膀胱）三经论治 23 例黄褐斑患者。①肝郁血滞不华，治以调气和气，补肝悦色法，以补肝丸加味；②脾虚痰湿凝聚，治以甘辛益脾，温阳化浊法，方用二随汤，益黄散合裁；③肾亏本色外露，治以温阳辅肾，润肤悦色，用温肾散加减。按三经论治的有效率为 95.6%。窦国祥认为黄褐斑的形成虽然与脏腑功能、气血盛衰和冲任失调有关，但最后多为“血瘀”所致，故应用“血府逐瘀汤”为主方进行治疗，并随证加减，有效率为 89.1%。姚庆云用熟地、山药、茯苓、泽泻、黄柏、菊花、牡丹皮、山萸肉、枸杞子、陈皮等为基本方，随证加减治疗 98 例黄褐斑患者，有效率达 96.9%。李习舜应用当归美容霜治疗面部黄褐斑等 231 例，显著有效率达 90.8%。认为该霜不但具有当归的舒经活血、滋补肾阳的作用，而且有抑制酪氨酸酶的活性，防止酪氨酸氧化形成色素的作用。并能促进皮肤白细、增进皮肤健康。刘铭锐应用“当归叶油霜”外用治疗 163 例黄褐斑患者，对其中的 94 例观察了用药二周以上的疗效，有效率达 95%。并认为该霜的效果与当归叶中所含的中性挥发油，如芷花醛、香柠檬烯、合欢烯、2，4，6-三甲基苯甲醛有关。陈向东应用祛斑霜外搽治疗黄褐斑 150 例。该霜含中药浙贝母、白及、白附子等成分，每日用药二次，治愈率为 79%，总有效率为 97%。梁存让对 47 例黄褐斑患者测定了几种金属离子值、氨基酸值、维生素值、尿中神经递质。发现黄褐斑患者血清锌、维生素 A、维生素 E 值比正常人明显降低（$P<0.01$），血清铜也低于正常人（$P<0.05$），其余各值与正常人无明显差异。梁氏用自拟的血竭白扁豆汤对 27 例患者进行了治疗，有效率为 100%。

黄褐斑的治疗主要分为内服、外用两种方法。内服则应用辨证施治原则，调治肝脾肾及气滞血瘀为主。外用涂搽霜膏剂均加入活血药。两种方法的临床效果从报道上看基本相同。外用霜膏能使药物直接作用于患处，使之较好地发挥了药效。而且方法简便、价格便宜，很值得推广。患者有明显的全身症状，应以内服外用兼施，如无明显的全身症状，应以外搽霜膏剂为宜。

（二）治疗痤疮方剂的临床研究

龚景林将200例痤疮患者分为四型：①肺热型，临床表现为丘疹型痤疮，治宜宣肺泻热，方用枇杷清肺饮加减；②热毒型，临床表现为脓疱型痤疮，治宜清热解毒，方用五味消毒饮加减；③脾胃湿热型，表现为丘疹、脓疱型痤疮，治宜清热化湿，方用龙胆泻肝汤加减；④血瘀型，表现为囊肿结节型痤疮，治宜凉血祛瘀、解毒散结，方用凉血四物汤加减。治疗有效率为98%。范瑞强治疗31例痤疮患者，分为：①肺胃火盛型，以泻白散合清胃散加减；②阴虚血热型，用清营汤加减；③瘀热痰结型，用自拟桃红贝母汤；④冲任不调型，用丹栀逍遥散加减。外用2%氯霉素三黄洗剂，总有效率为100%。刘俊士以丹参、生地、甘草、土大黄、川军为基本方，根据不同病症加减，治疗57例痤疮，有效率为96.5%。任寿山以蝉衣、皂角刺、苍耳子、枇杷叶、当归、黄芩、桔梗、甘草、生地、白蒺藜、玄参、赤芍、地肤子、苦参为主方治疗痤疮50例，有效率为96%。陈辅仁用痤疮丸一号（适用于黑头粉刺、丘疹、脓疱性痤疮）和痤疮丸二号（适用于结节、囊脓型）治疗痤疮100例，总有效率为94%。葛正义等观察到痤疮患者的玫瑰花瓣形成率异常，免疫球蛋白降低，血清溶菌酶升高，血清锌及维生素A、E值降低（$P<0.01$），提示痤疮与机体的免疫功能和代谢的失调有关。

痤疮多见于青年，与机体的内分泌功能紊乱和代谢功能失调有关，所以治疗痤疮多以内服药物为主，辅以外用膏霜或洗剂。由于痤疮的发病机制复杂，故单用外搽药物恐难奏效，应辨证内服中药。

（三）治疗脱发方剂的临床研究

朱仁康老中医将脱发分为两大类型，一为头发骤落，一为头发稀落。头发骤落者又可分为：①血热生风，治拟凉血消风，药用生地黄、丹参、侧柏叶等；②气血两虚，治拟大补气血，药用党参、黄芪、当归、白芍等；③肝肾不足，治拟滋补肝肾，药用生熟地、首乌、当归、女贞子等；④血瘀于里，治拟活血化瘀，方用通窍活血汤加减。头发稀落者分为：①血热风燥，治拟凉血消风，止痒润燥，药用生熟地、首乌、丹参、白蒺藜等；②湿热上蒸，治拟理湿清热，方用龙胆泻肝汤加减；③血虚风燥，治拟养血润燥，药用熟地、首乌、当归等；④肝肾不足，治拟滋补肝肾，药用生熟地：首乌、山萸肉、女贞子等。诸症可兼用洗剂。郭志峰治疗169例脱发患者，辨证分为：①血虚型，用神应养真丹合归脾汤加减；②脾虚型，用平胃四苓散合健脾丸加减；③肾虚型，用二至丸合麦味地黄丸加减；④血瘀型，用通窍活血汤加味。外用自拟人参叶复方洗头，用鲜岩姜蘸醋涂擦患处，总有效率为76.9%。金东槿以黄芪、当归、熟地、黄精、黑豆、首乌、桑椹、白术、白芍、鸡血藤等为基本方，随证加减。外用甘油红皮蒜汁涂擦患处，治疗斑秃856例中治愈842例（98.4%），未愈14例（1.6%）。庞俊群用首乌、川芎、核桃、丹参、旱莲草、女贞子、生地、白芍为内服基本方；以鸡屎藤、鲜柳树枝，旱莲草为外洗基本方，随证加减。治疗脱发症患者125例，总有效率为94.4%。朱道本用首乌藤、葛根、生地、蝉衣、辛夷花、当归、仙灵脾、紫草、菟丝子制成糖浆口服，治疗脂溢性脱发和斑秃60例，治愈率为98.3%。刘耀驰以六味地黄丸合当归补血汤治疗66例脱发症，总有效率为89%。刘镜斌用生发散、生发水并配合西药左旋咪唑治疗脱发198例，取得了较满意的疗效。

生发散由生地黄、熟地黄、女贞子、杭白芍、全当归、丹参、何首乌、侧柏叶、川羌活组成。生发水由鲜侧柏叶、毛姜、补骨脂、75%乙醇组成。雷奥光用何首乌、桑椹、女贞子等组成的生发片治疗脱发381例，总有效愈达97.1%。谭荣菊用滋发汤随证加减治疗72例脂溢性脱发，总有效率为91.7%。滋发汤由羌活、白蒺藜、生地黄、白鲜皮、地肤子、野菊花、黑芝麻、何首乌、丹皮、赤芍、白芍等祛风止痒、养血滋阴药物组成。龚景林应用由当归、黄精、侧柏叶、楮实子、大胡麻、胡桃肉、何首乌、冬虫夏草组成的回春饮治疗75例脱发患者，总有效率94.7%。曹仁烈应用薄盖灵芝治疗斑秃232例，总有效率78.88%。赵章光研制的101生发精疗效显著，在国内外均有盛誉，被授予尤里卡金奖，深受广大脱发者的欢迎。治疗国内外脂溢性脱发328例有效率达81.25%，治疗斑秃8324例，总有效率达97.4%。

三、中医美容方剂的研究现状和趋向

目前，中医美容方剂的研究工作主要是临床疗效方面的研究，而药效学和药理学方面的工作则做得很少，几乎没有这方面的报道。中医美容方剂无论在祛斑、生发、治疗痤疮等方面在临床验证中都有较高的疗效，所以缺乏治疗效果机理的基础研究工作，实在是一件令人遗憾的事。由于黄褐斑、痤疮、脱发等病症对人体的健康没有直接的威胁，所以对其发病机制也缺乏深入的研究工作，这可能是影响治疗机理研究的原因之一。

黄褐斑的发生与雌激素和黄体酮的作用有关，同时日光也是一种促发因素。痤疮是一种多因素性疾病，认为雄激素作用于皮脂腺是其主要的发病原因。脱发与遗传，雄激素失调和用脑过度有关。吴梅金等观察到黄褐斑、痤疮等患者的血清钙含量增高，锌、铜含量明显降低，血清中维生素A、维生素E的含量亦明显减少，并有免疫功能的失调。孔祥瑞应用锌制剂治疗青年痤疮取得显著疗效，作用迅速，总有效率为95.55%。说明锌元素的缺乏确实与这些皮肤病有关。何慧英观察了100例斑秃患者的脑电图发现斑秃患者发病前有肯定的急慢性情绪紧张者比例较高，与健康人相比有显著差异（$P<0.01$）。患者的脑电图有以下特点：①调幅频率欠佳者明显增多；②低电压快活动增加、波幅多在20～30μV，α-波相对抑制，波形杂乱，频率不易计数；③前半球和二额区可见慢活动增加。说明精神因素在斑秃的发病中起一定作用。郭宁如发现秃发患者的全血黏度及血浆黏度增加和红细胞电泳时间延长，并出现低切变速下的全血黏度增加，同时伴有IgG、IgM的增高。提示血液黏度与IgG，IgM和免疫复合物间有一定关系。这些研究资料对揭示皮肤病的发病机理有一定意义。但目前中医美容方剂尚未能结合现代方法开展药物机理的研究。

今后中医美容方剂应结合现代科学技术手段进行研究。例如治疗黄褐斑、痤疮前，首先测定患者雌激素、黄体酮、雄性激素的水平和血清中钙、锌、铜、维生素A、维生素E等的水平以及免疫功能的情况。治疗后根据临床症状痊愈、好转的情况再次测定上述指标，观察治疗后的变化。脱发患者治疗前应进行脑电图、血液流变学及免疫功能的检查，治疗后根据临床效果的情况再次进行检查分析，这对进一步研究发病机制和药物作用机理有重要意义。根据方剂的疗效进行复方和单味药的有效成分和药理作用分析，进一步明确药物与疗效的关系。

总之，中医美容方剂的现代研究尚未起步，而且工作十分艰巨。但今后必须加强中医美容方剂的现代药效学和药理学研究，以便了解方剂的作用机理和有效成分，这对于进一步筛选有效方剂、筛选有效药物和进一步提高疗效将有着重要的推进作用。

第二章

面部美容笺谱

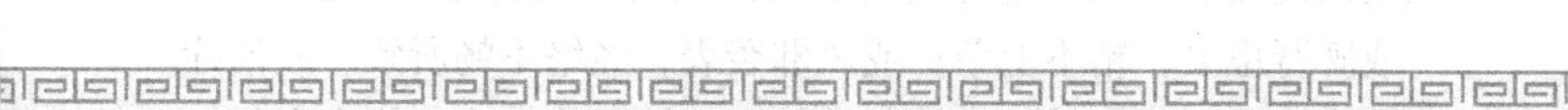

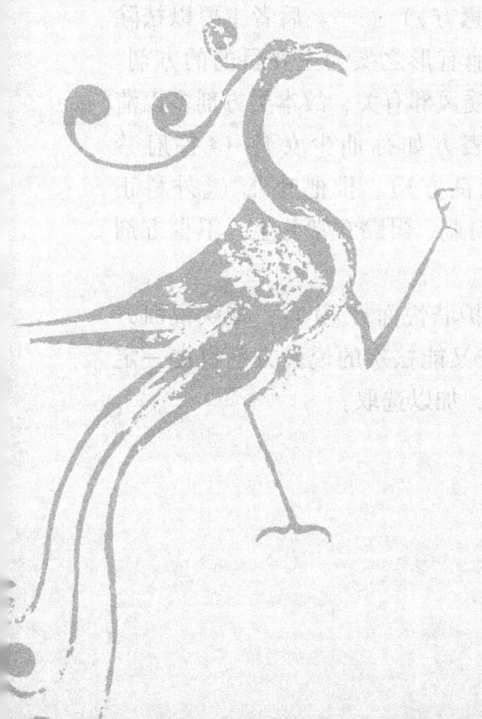

第一节 概 述

面部美容系指对颜面部皮肤的保护、净化和美化以及通过祛除颜面部所生粉刺（痤疮）、雀斑、皯䵳（色素沉着）等不利因素达到美化容颜目的的一系列措施。颜面部亦可因生长黡子（痣）、瘊子（疣）而影响美观，但因痣疣有专章论述，故不入此章。颜面部美容又可依其功效分为护肤悦面类和祛疾悦面类两种。前者主要针对皮肤粗黑不润，或面生黑气（皯䵳），或面皮皴裂多皱等情况而言。其病机为肝气郁结，气血失和；或脾肾虚衰，精不上荣；或风邪袭表，经络不畅所致。故治疗中多应采用疏肝健脾，补肾益精，疏风通络之法，代表方如七白膏（《御药院方》）、八白散（《鲁府禁方》）、莹肌如玉膏（《同左》）、定年方（《太平圣惠方》）……。后者主要以祛除面部痤疮（面皰）、雀斑及其他有形之疾为主要目的的方剂。痤疮的形成，每与肺胃蕴热复受风邪有关，故本类方剂多以清热散风，调理脏腑为主。代表方如孙仙少女膏（《鲁府禁方》）、玉肌散（《年希尧集验良方》）、枇杷叶丸（《外科正宗》）……一般情况下，面部粉刺、皯䵳常常并生，不少方剂每可同治二病。

本章共收方100首。其中护肤悦面方79首，祛疾悦面方21首。两类方剂中，既能护肤又能祛疾的悦面方剂也占一定比例。临床上可根据实际需求，加以选取。

第二节　护肤悦面方笺

一、内服方

葛氏服药取白方（方之一）

【来源】《葛洪肘后备急方》卷六

【组成】 白瓜子中仁 38 克　白杨皮 15 克　桃花 30 克

【用法】 捣末，食后服 3 克，日三次。欲白，加瓜子；欲赤，加桃花。三十日面白，五十日手足俱白。又一方有橘皮 23 克，无杨皮。

【主治】 治头面手足黑，令光泽洁白。

【参考】 本方在后世的《千金要方》(方名为白杨皮散)、《太平圣惠方》、《本草纲目》、《圣济总录》中均有转录，但剂量有异。方中白瓜子中仁即冬瓜仁，性味甘平无毒，功能润肺化痰、消痈利水，“令人悦泽好颜色，益气不饥，久服轻身耐老”，“可作面脂”，“去皮肤风及黑皯，润肌肤”，是古人常用的美容要药。桃花苦平无毒，利水，活血。含山柰酚、香豆精，同样具有“悦泽人面”之功效。白杨皮苦寒无毒，功能祛风行瘀消痰。与上二药合用，使气血和、皮肤润，从而面容悦泽洁白。

桃　花　丸

【来源】《备急千金要方》卷六

【组成】 桃花 2 升　桂心 30 克　乌喙 30 克　甘草 30 克

【用法】 上 4 药为细末，炼蜜为丸如大豆许，每服 10 丸，日2次，10日易容。

【主治】 面黑皯，可令人洁白光悦。

【参考】 面黑皯又称“面尘”、“皯黯”，面色黧黑等，以颜面部色素沉着为主要表现，相当于现代医学所云“黄褐斑”。多由肝气郁结，脾运不健致气滞血瘀所致。亦有由内有寒邪水饮造成者。本方则适用于寒邪水饮所致之面色黧黑患者。桃花味苦性平，无毒，入手少阴、厥阴经。功能利水、活血、通便，可治水肿、痰饮、二便不利及经闭等病症。本方以之为主药，配以味辛性大温的肉桂、乌喙，正可温散寒邪，发散水气。甘草调和诸药以护中气，合而服之，祛邪而不伤正，美容之佳品是也。

补肾地黄酒

【来源】《养老奉亲书》上篇

【组成】 生地黄500克，切 大豆4000克，熬之 生牛蒡根2000克，切

上药以绢袋盛之，以酒6600毫升，浸之五六日。

【用法】任性空心服，常服三、二盏，恒作之尤佳。

【主治】 除面皯，润皮毛，益气力，补虚乏。亦治老人风湿痹，筋挛骨痛。

【参考】 面皯，指面部皮肤出现黄褐色或淡黑色斑块状损害，形状大小不一，枯暗无光泽，境界清楚，不高出皮肤。多见于女性和老人，由肾亏火旺，血虚不荣，火燥血滞，复感风邪而成。补肾地黄酒用生地黄为主药，其性大寒，善能滋阴清热，凉血生津，祛瘀通经，补肾阴，除血痹，祛诸湿。辅以生牛蒡根苦寒无毒，助地黄祛风热，消肿毒，治诸风。黑大豆甘平，助地黄活血利水，除风解毒。黄酒通行血脉，发散诸邪。四药协同，可使郁热得清，津液得生，脉道得通，风邪得散，皮肉筋骨得养，则面皯等症随之渐愈。

柏子仁散

【来源】《圣济总录》卷一百一

【组成】 柏子仁，研　冬瓜子，炒　冬葵子，炒　白茯苓　去黑皮各 150 克

【用法】 捣研为散，每服 8 克，以温酒调服，食后、日午、临卧各一服。

【主治】 面皶疮。

【参考】 柏子仁甘平，养心安神，润肠通便。冬瓜子甘凉，润肺、化痰、利水，能去皮肤黑䵟，润肌肤。冬葵子甘寒，利水、滑肠。白茯苓甘淡平，渗湿利水，益脾和胃。诸药相配有清热利水，醒脾滑肠之功效，宜用于肺胃积热，久蕴不解而生粉刺者。

冲和顺气汤

【来源】《普济方》卷五十二

【组成】 升麻 3 克　白芷 3 克　防风 3 克　甘草 1 克　白芍药 1 克　苍术 1 克　黄芪 2.5 克　人参 4.5 克　葛根 4.5 克

【用法】 以水 400 毫升，生姜三片，枣二枚，同煎至 200 毫升，去渣温服。服药时间以早饭后午饭前，清阳之气上升时为佳。

【主治】 面黑，环唇色黑。

【参考】 面黑唇黑，属手足阳明经脉病。足阳明胃经脉起于面，环唇，下交承浆。手阳明大肠经脉绕上唇交于对侧鼻孔。因此，凡能影响胃、大肠功能的因素，能可干扰营卫运行，招致面唇色素的沉着。冲和顺气汤用升麻、葛根、白芷升举手足阳明经气，防风、白芍和脾以益胃阴，参、芪、苍术、甘草、益气扶阳，生姜、大枣调理营卫；使脾胃机能冲和，阳明气顺而清阳上升，则面唇阴霾自散。《普济方》曾举一案例

说，有一位妇女年三十余，因忧思不已，饮食失节，脾胃有伤，以致出现面色青黑不泽，环唇尤甚，心中空虚，若饥饿之状，但不想吃东西，气短气促。治用冲和顺气汤助阳明生发之气，服后面唇渐变美泽，其病亦若失。

白杨皮散

【来源】《医方类聚》卷七十八

【组成】 白杨皮25克（一方用橘皮） 桃花30克 白瓜子仁40克

【用法】 上药，各捣筛，共为细末。每服3克，温酒调下，日3次。

【主治】 面及手足色粗黑，久服令面白净。

【参考】 本方药性略凉，适用于肠胃热壅有实邪所致的面粗色重者。白杨皮苦寒无毒，主去风痹宿血及皮肤瘙痒。白瓜子仁即冬瓜的种仁，味甘苦无毒，主治腹内结聚、破溃脓血，又可清肺润肠，和中止痢。桃花苦平无毒，功能除水气、破石淋、利二便、杀三虫。故对于体实气壮、面粗黑属蕴热者方宜。白杨皮去皮风，且为众药佐使，白瓜子仁荡除肺胃壅遏，桃花下气除积，令人内无邪滞，自然营卫通调，血气上华而颜色悦泽。

升麻白芷汤

【来源】《万病回春》礼集

【组成】 防风6克 芍药1克 苍术1克 黄芪2克 人参2克 葛根4克 甘草1.2克

【用法】上药剉，姜枣为引煎汤，午前服，日一次。

【主治】 面色紫黑（皯黷）。

【参考】本方宜用于元气虚弱，寒湿内停，气血运行不畅所致的面色不华，甚而出现褐色斑、黧黑斑之症。方中人参、黄芪补中益气；芍药、甘草养阴和血，气血双补，是本方立方之旨。而后以辛凉升散之葛根升阳散郁火；苍术、防风发散风寒，更加生姜、大枣调和营卫，使药力外达于面，面部气血充足，肌肤得养，自然华光艳润。

另外：本方药物剂量偏小，炮制时可依比例增大其制，长期搽用，效果更佳。

六味地黄丸

【来源】《外科正宗》卷二

【组成】 干山药125克　山茱萸去核，125克，酒拌　泽泻（蒸）　牡丹皮（白者佳）　白茯苓各90克　熟地用生者250克酒拌，铜器蒸半日，砂器内可捣膏

【用法】 研为末，地黄煮烂杵膏，蜜丸如桐子大。每服七八十丸，盐汤、温酒送下。

【主治】 雀斑。

【参考】 明代外科学家陈实功指出，雀斑乃肾水不能荣华于上，火滞结而为斑。因此主张用六味地黄丸补其肾水，使阴能涵阳，火不炎上，则雀斑自愈。此方长期内服，佐玉容丸洗面，治疗妇女面生黧黑斑有效。

服食变白方

【来源】《本草纲目》卷三十六

【组成及用法】 鸡桑嫩枝，阴干，蜜和做丸，每日酒服六十丸。

【主治】 服食变白。

【参考】 桑枝久服通血气，利五脏。聪明耳目，令人光泽。

悦泽面容方

【来源】《年希尧集验良方》卷二

【组成】冬瓜仁14000克

【用法】以绢袋盛之，投沸汤中，须臾取起晒干，如此反复三遍，又以清酒浸二宿，晒干为末，日服二三钱，分二次服。

【主治】面色不华，本方可使人颜面肥泽如玉，延年不老。

【参考】本方适用于内热壅盛所致的面色不华。冬瓜仁味甘性凉，有润肺化痰、利水排脓功用。沸水氽之，犹略微煎之，但因仅煮须臾便取起，故有效成分不致流失于汤内；清酒浸之，以增加上浮、走表之力。连日服之，体内积热可除，不上熏于面，则面色自华。

二、外用方

陶隐居效验面黑令白去黯方

【来源】《葛洪肘后备急方》卷六

【组成及用法】乌贼鱼骨　细辛　瓜蒌　干姜　椒各60克。五物切，以苦酒浸3日，以成炼牛髓1000克，煎之。苦酒气尽，药成。以粉面。

【主治】面黑令白，去黯。

【参考】颜面色如尘垢，形枯不泽，或起淡褐色或深褐色斑，多因脾虚不能化生精微，气血方虚，肌肤失养；或肾气不足，肾水不能上承；或肝郁气结，颜面气血失和而发病。方中瓜蒌、牛髓滋润肌肤；椒、姜、细辛、苦酒（醋）可除湿、破结气、散瘀血、开腠理通血脉；乌贼骨、椒可退翳灭瘢，全方共奏泽肌调气和血之功。日久涂面自能使斑黯去，肤色白。

麝香膏

【来源】《刘涓子鬼遗方》卷第五

【组成】 麝香30克 当归 附子 芎䓖 白芷 芍药，以上各15克 细辛40克 杜衡7.5克

【用法】 上八味细切，以腊月猪脂1400克，煎诸药三上三下，绞去滓，别末研麝香，安膏中搅令调。傅皰上，每日换3次。

【主治】 治面皯皰。

【参考】 皯，黑点。皰，同“疱”。麝香辛温，开窍、辟秽、通络、散瘀，可消肿解毒。《本草正》言，“除一切恶疮痔漏肿痛，脓水腐肉，面皯斑疹”。方中以麝香、细辛为主药，配以养血活血之归、芍、芎，香人衣体、润泽肌肤之杜衡、白芷及大量猪脂，而治面上皯皰。

又：《圣济总录》卷一百一面体门载本方药味全同，剂量略有变动。附子，在《太平圣惠方》、《医方类聚》中作“白附子”，似更恰当。

治面皯䵳黑肤粗皮厚方

【来源】 《备急千金要方》卷六

【组成】 羖羊胫骨一具

【用法】 将羊骨煅为末，以鸡子白调如膏敷之，且以白粱米泔洗之，三日白如雪。

【主治】 面皯䵳，皮肤粗黑而厚。

【参考】 羖羊即黑色公羊。羖（gǔ 音古）羊胫骨味甘性温无毒，有补肾固齿、去皯䵳功效，本方即以羖羊胫骨煅为末，与鸡子白和涂面即可。其中除羊骨功用外，鸡子白的作用亦不可忽视。鸡子白味甘，微寒，无毒，除心下伏热，止烦满咳逆，治目赤热痛，去面皯䵳，悦颜色……，诸多用途，不胜枚举。美容方中多用之。

治面皯䵳方

【来源】 《备急千金要方》卷六

【组成】 猪蹄两具　白粱米20000克　白茯苓150克　商陆150克　葳蕤30克　白芷60克　藁本60克　桃仁2000克

【用法】 猪蹄治如食法，白粱米洗净，以水10000毫升煮猪蹄及米至蹄烂，取清汁6000毫升以煮余药，取3000毫升，去滓，磁瓶贮之，纳甘松末、零陵香末各30克，搅令匀，绵沾，每夜涂手面。

【主治】 面皯䵟、手皴。

【参考】 本方有祛风寒、除水气、益气养阴活血之功，故能除面上皯䵟，并能治手足皴裂。方中猪蹄甘咸微寒，有补血、通乳、托疮之功。其煎汗中含较多胶原蛋白，故可润肌肤、去皱纹，悦颜色。白粱米味甘微寒，可除热、益气，凡体弱气血不足者宜用，伍以健脾之白茯苓、养阴之葳蕤（玉竹），祛风除湿散寒之白芷、藁本，以及泻水散结、活血祛风之商陆、桃仁，则外邪可去，积滞可除，气血得养，颜色乃复。

治面皯方

【来源】 《备急千金要方》卷六

【组成】 李子仁不拘多少

【用法】 上药为细末，以鸡蛋清调如膏状，每夜敷之，一宿即落。

【主治】 面黑皯。

【参考】李子核仁味苦平无毒，富含油质，吴普谓其善治“瘀血骨痛，令人好颜色”；苏颂谓其“治面皯黑子”，盖亦由其有祛瘀滞、下水气、润肌肤作用也。此方中李子仁须去皮细研，鸡子清量宜稍优，使所调膏如稀饧状，效果为佳。翌晨以温浆水洗水，敷以润面膏脂更好。

去粉刺皯䵟方

【来源】 《备急千金要方》卷六

【组成】 黄芪30克 白术30克 白蔹30克 葳蕤30克 土瓜根30克 商陆30克 蜀水花30克 鹰屎白30克 防风45克 白芷60克 细辛60克 青木香60克 芎䓖60克 白附子60克 杏仁60克

【用法】 上药十五味共为细末，以鸡子白和作挺，阴干，石上研之，以细绢筛如粉佳。每晚临卧，以浆水调如膏涂面，翌日洗之。

【主治】 粉刺、皯䵟、皴皰、多茸毛等。

【参考】 粉刺之病，多因内热壅盛所致，亦有因脾运不健，痰湿积滞，气郁于上所生者。本方即适用于脾虚气弱，水饮痰湿蓄积所致的面皯、多疱、痤疮、多茸毛等症。这些病症生于面部影响容貌美丽。方中黄芪、白术益气健脾，运化水湿；商陆行水散结；木香、杏仁、防风、细辛、白附子等祛风除湿；土瓜根、芎䓖、白蔹等行气活血，清热散结。合而用之，且以鸡子白（蛋清）调和诸药，故可收益气健脾、理气祛瘀、清郁散结之效。对于由此而引起的诸般病症皆可应手而愈。

五 香 散

【来源】《备急千金要方》卷二

【组成】 荜豆125克 黄芪60克 白茯苓60克 葳蕤60克 杜若60克 商陆60克 大豆黄卷60克 白芷90克 当归90克 白附子90克 冬瓜仁90克 杜衡90克 白僵蚕90克 辛夷仁90克 香附子90克 丁子香90克 蜀水花90克 旋覆花90克 防风90克 木兰90克 芎䓖90克 藁木90克 皂荚90克 白胶90克 杏仁90克 梅肉90克 酸浆90克 水萍90克 天门冬90克 白术90克 土瓜根90克 猪胰二具，爆干

【用法】 上药三十二味，捣筛为末，煎水以洗面，一年

诸恶均除。

【主治】 面皯皰、黡黯、黑运、赤气等。

【参考】 本方萃集了治疗面部疾患、调理内脏、润面增馨的众多药物，分析起来可有数组：一为益气健脾，促进气血流通、水液代谢的药物，如黄芪、白术、茯苓等；一组为外祛风寒、内泻水气药，如白芷、防风、藁本、商陆、豆卷、水萍等；另一组为理气行血药，如川芎、土瓜根、当归、香附等；一组为养阴生津，滋润皮肤药，如葳蕤、天冬、梅肉、酸浆、荜豆、猪胰等；另有一类为芳香辟秽，增白添香类，如杜若、杜衡等。诸组药物配合均匀，以之煎汤洗面，故可治疗诸多疾患，是治病、美容兼顾的方剂。

澡 豆 方

【来源】《千金翼方》卷五

【组成】 丁香 95 克　沉香 95 克　青木香 95 克　钟乳粉 95 克　珍珠 95 克　玉屑 95 克　蜀水花 95 克　木瓜花 95 克　桃花 95 克　榛花 125 克　梨花 125 克　李花 125 克　红莲花 125 克　樱桃花 125 克　旋覆花 125 克　白蜀花 125 克　麝香 1 克

【用法】 捣诸花，别捣诸香，珍珠、玉屑别研成粉，合和大豆末 1400 克，研之千遍极细，密贮勿泄，常用洗手面作妆。

【主治】 面黑不净。

【参考】 本方以大量花、香、珠、玉组合而成。花乃娇艳之物，且具芳香，乃植物精华升发而成，用之于人，能使气血上荣，容颜娇好。榛花即茉莉花，“蒸油取液，作面脂头泽，长发润燥香肌”（《本草纲目》）。蜀水花即鸬鹚屎，其物“色紫如花”，能去皯黯瘢痕。丁香、沉香、木香、麝香能使肌肤洁白芬芳。珍珠、大豆滋润皮肤。钟乳粉、玉屑泽颜除瘢。合而用之，可达到祛除面部瘢痕皯黯、滋润皮肤、除臭布馨之效。所以孙思邈谓：使用本方擦洗手面，百日左右肌肤润泽，臭气、粉滓尽除。如项颈臂膊也用它擦洗，当亦能获得满意的效果。

文仲疗皯令人面皮薄如蕣草方

【来源】《外台秘要》卷三十二

【组成】 鹿角尖取实白处，于平石上以水磨之，稍浓，取 240 毫升　干姜 30 克

【用法】 上二味，捣筛干姜，以和鹿角汁使调。每夜先以煖浆水洗面，软帛拭干，取上白蜜涂面，以手摩使蜜尽，手指不粘为候。后涂药，平明还以煖浆水洗之，二三日颜色惊人。涂药不用过见风，日妙。

【主治】 面皯

【参考】 蕣草，即木槿，为落叶灌木，夏秋开红、白或紫色花，瓣薄而艳丽，朝开暮敛，这里用来形容使用文仲疗皯方之后，求医者面皮的改善程度。张文仲为唐代御医，其方中鹿角尖磨汁，功能散热行血、消肿辟邪，干姜治风邪诸毒、皮肤间结气，有宣通络脉之力。两者合用，具有散风行血，清热开结效果，可驱除面部因气血不调、外邪侵袭所致的不利因素。若使用前采用浆水洗面使皮肤增白柔韧，蜂蜜润燥散风除皯，则更有利于色黑不泽的面部皮肤变得白中透红，细腻可爱。

救急疗面皯方

【来源】《外台秘要》卷三十二

【组成】 芍药　茯苓　杏仁去皮　防风　细辛　白芷各 30 克　白蜜 20 毫升

【用法】 上七味，捣为散。先以水银霜傅面三日，方始

取前件白蜜以和散药傅面。夜中傅之，不得见风日。向晓任意作粉，能常用大佳。每夜先须浆水洗面，后傅药。

【主治】 面皯。

【参考】 本方的特点，在于将增白润肤、益颜散风之剂中，加入芍药固腠理和血脉，改善皮表之微循环，从而使面容之黑气消退更快。用此药之前采取水银霜（粉霜）敷面，从长远看来，对面容改善有害无益，可不用。

古今录验疗面皯方

【来源】《外台秘要》卷三十二

【组成及用法】 取白蜜和茯苓粉傅面，七日愈。

【主治】 面皯。

【参考】 此方在《外台秘要》中，还见于唐代御医张文仲“疗皯黯方”，《补缺肘后方》及姚僧垣《集验方》也有载述，表明它治疗面皯的疗效，是比较可信的。方中茯苓开腠理、泻膀胱，善除面皯雀斑；蜂蜜润肤燥，解热毒，能疗颜黑风疹。二药调合，对皮肤刺激性极小，对面部有黑气之人，堪称美容良剂。

古今录验苏合煎方

【来源】《外台秘要》卷三十二

【组成】 苏合香　麝香　白附子炮　女菀　蜀水花各60克　青木香90克　鸡舌香　鸬鹚屎各30克

【用法】 上八味，先取糯米4000克淅，硬炊2000克，生用2000克，合醇酢用水20000毫升，稍稍澄取汁，合得10000毫升，煮并令沸。以绵裹诸药，内著沸浆中，煎得600毫升。药熟，以澡豆洗皯处。令燥，以药傅皯上，日再。欲傅药，常以酢浆水洗面，后涂药。至三四合，皯处当小急痛。皯处微微剥去便（变）白，以浆水三洗，三傅玉屑膏讫，白粉之。若急痛勿怪，痒勿搔之，但以粉粉上面，按抑痒处。满百日，可用脂、胡（铅）粉取瘥。

【主治】 面皯黯。

【参考】 本方是以药膏涂面来除掉面上黑色素沉着的方法。方用麝香、白附子、女菀、蜀水花去面皯，灭瘢痕，散风邪；苏合香、麝香、青木香、鸡舌香辟恶气，开经络，香颜面。现代研究表明，苏合香有温和刺激作用，可缓解炎症，促进溃疡和疮面愈合；麝香外用有明显杀菌抗炎作用。均有益于面部病理状态的恢复。

又，女菀，一名白菀，是古代很常用的除面皯，使皮肤变白的药物，内服外敷皆良。《名医录》载：宋代太平兴国年间，有女任氏色美，嫁给进士王公辅。由于情志不遂，心中郁郁寡欢，久则面色渐黑，其母家到处求医。后遇一道士，自述能治此病，投以“女真散”。每次用酒送下二钱（6克），一日二服。服后数日，面色渐微白，一月而颜美如故。母家因求恳其方，才知方中的主药就是女菀。此病因郁久肺热，面色渐黑，女菀能清泄肺气，所以使任氏容貌得以变白。

此方的鸬鹚屎，即是蜀水花。方中二者同时出现，是唐代传写讹误所致。

崔氏造燕脂法

【来源】《外台秘要》卷三十二

【组成】 准紫铆500克，别捣　白皮八钱别捣碎　胡桐泪15克　波斯白石蜜30克，碟。

【用法】 上四味，于铜铁铛器中著水1600毫升，急火煮水令鱼眼沸，内紫针。又沸，内白皮讫，搅令调。又沸，内胡桐泪及石蜜。总经十余沸，紫铆并沉向下，即熟。以生绢滤之，渐渐浸疊絮上，好净绵亦得，其番饼小大随情。每浸讫，以竹夹如干脯，猪于炭火上，炙之燥，复更浸，浸经六、七遍即成。若得十遍以上，益浓美好。

【参考】 燕脂是中国古代常用的美容剂之一。相传燕脂起自商纣，用红（蓝）花汁凝造，调脂饰女性面部。因为它产于北方燕地（大约相当于北京附近），所以称做“燕脂”。明代医药学家李时珍指出，燕脂有四种：一种以红（蓝）花汁染胡粉（即铅粉）而成。一种以山燕脂花汁染粉而成。一种以山榴花汁作成。一种以紫铆（音矿）染绵而成。本方介绍的就是最后一种。紫铆是一种赤红色的树胶，形状类似血竭，功能破积血生肌止痛，主治湿痒疮疥，宜入膏用。制燕脂则是用它鲜艳的红色，做面容饰品。胡桐泪、白石蜜既可增加紫铆的粘性，又有消肿解毒、散风止痛，滋润面部皮肤。方中白皮系指桑白皮，具有祛肌肤邪热、浮风燥痒之作用，可以增强皮肤对燕脂的耐受性。

广济澡豆方

【来源】《外台秘要》卷三十二

【组成】 白术　白芷　白及　白蔹　茯苓　藁木　葳蕤　薯蓣　土瓜根　天门冬　百部根　辛夷人（仁）　瓜蒌　藿香　零陵香　鸡舌香各 90 克　香附子　阿胶各 125 克，炒　白面 1500 克　楝木 300 枚　荜豆 10000 克　皂荚 10 挺，去皮子

【用法】 上二十二味捣筛，以洗面，令人光泽。若妇人每夜以水和浆涂面，至明，温浆水洗之，甚去面上诸疾。

【主治】洗面，去皯䵳风痒，令光色悦泽。

【参考】 澡豆是古代的一种浴剂，在这里用它作为洗面和涂面剂。方中白术、茯苓、葳蕤、藁本、白芷、薯蓣、瓜蒌、荜豆，具有祛皯黯、悦颜色的作用，是本方的主剂。白及、白蔹相须为用，具有滑肌肤、消皯皰、除风散结、解毒止痒之效。再配合天门冬、百部根、楝子、土瓜根，则上述

作用得以增强。辛夷仁、香附子、藿香、零陵香、鸡舌香属于香料，擅长辟秽化浊，令面身皆著芬芳气味。再配合皂荚涤除垢腻，白面散血消肿，阿胶发散皮肤风邪，不仅适用于面部黑气，对于面上其他诸邪如粉刺、皻疱之类，也适宜。

崔氏澡豆方

【来源】《外台秘要》卷三十二

【组成】白芷215克　芎䓖155克　皂荚末125克　葳蕤白术各155克　蔓荆子2合　冬瓜人（仁）155克　栀子人（仁）3合　瓜蒌人（仁）600克　毕豆6000克　猪脑200克　桃人（仁）2000克去皮　鹰屎3枚　商陆90克细剉

【用法】上十四味，诸药捣末，其冬瓜人、桃人、栀子人、瓜蒌人别捣如泥，其猪脑、鹰屎合捣令得，然后下诸药，更捣令调，以冬瓜瓤汁和为丸。每洗面，用浆水，以此丸当澡豆用讫，傅面脂如常妆饰，朝夕用之，亦不避风日。

【主治】悦面色如桃花，光润如玉。急面皮，去皯黯、粉刺。

【参考】澡豆，是古代冲洗身体时用的一种清洁洗涤剂，多由药物与各种豆粉、糯米、白麵混合，制成小丸状，以便洗涤时取用。崔氏澡豆方的特点是，在普通增加面容光泽，除黑灭皯药物的基础上，使用桃仁、栀仁、蔓荆子活血清热散风，鹰屎、猪脑去面皰皯黯；瓜蒌仁悦泽人面，松解手面皱纹。因此经常使用，可使面部热邪得散，气血畅达，皮肤光泽脂致，皱纹、黑气、粉刺自然逐渐消失。

常用蜡脂方

【来源】《外台秘要》卷三十二

【组成】蔓菁油6000毫升　甘松香30克　零陵香30克

辛夷仁37.5克　白术4000克　细辛37.5克　竹茹1500克　竹叶切1000克　白茯苓22.5克　蘼芜花22.5克　羊髓1000克，以水浸去赤脉炼之

【用法】 上十二味，切。以绵裹，酒浸经再宿。绞去酒，以脂中煎，缓火令沸。三日许，香气极盛，膏成。乃炼蜡令白，看临熟，下蜡调，瓷硬得所，贮用之。

【参考】 蜡脂是含有蜂蜡的面脂。因蜡脂具有得热即熔，吸附性强等特点，古来做面脂颇受妇女欢迎。本方的组成，重在用蔓菁油、羊髓润面除皱，苓术、辛夷生光祛鼾，甘松、零陵香香身辟秽，蘼芜、细辛活血散风，竹茹、竹叶凉血涤热。诸药调脂，对于面赤多皱纹及褐色素沉着者尤宜。

崔氏蜡脂方

【来源】《外台秘要》卷三十二

【组成】 白蜡300克，炼令白　桃花　菟丝子　白芷　木兰皮　细辛　辛夷仁　白茯苓　土瓜根　瓜蒌根　白附子　杜衡　桃仁去皮　杏仁去皮，各22.5克　蔓菁子油5000毫升　羊髓　牛髓　鹿髓脂各200克

【用法】 上十八味，并细切。以苦酒渍一宿，用上件蜡油髓脂等，煎如面脂法。其蔓菁油、酒在前，煎令烟出后，始下蜡髓讫，内诸药，候白芷色黄膏成，任用。每以澡豆洗面后，以涂之。

【主治】 面粗黑不洁。

【参考】 本方与《外台秘要》常用蜡脂方相比较，方中增加了牛髓、鹿髓和菟丝子，使润肤光面之效加强。桃仁善除皮肤风热燥痒，行皮肤凝滞之血；桃花气味芬芳，能令人面光华，好颜色，长于治疗面皰、粉刺。二味同用，可增强驱风活血之力。杏仁、土瓜根、瓜蒌根、木兰皮均长于清热解毒、消除皱皰。杜衡也是一种香身辟秽药物，俗称马蹄香，《名医别

录》称它“作汤浴，香人衣体。”加入本方之中，可使香气更加浓郁宜人。至于白芷、茯苓、辛夷、白附子等，属于常用面部增白 除皯灭瘢剂，不再一一赘举。

近效则天大圣皇后炼益母草留颜方

【来源】《外台秘要》卷三十二

【组成及用法】 五月五日收取益母草，暴（曝）令干，烧作灰。取草时勿令根上有土，有土即无效。烧之时，预以水洒一所地，或泥一炉。烧益母草良久烬，无取斗罗筛此灰。乾，以熟搅和，溲之令极熟。团之如鸡子大，作丸，于日里暴令极干讫。取黄土泥作小炉子，于地四边各开一小孔子，生刚灰上下俱著炭，中央著药丸。多火，经一炊久，即微微著火烧之，勿令火气绝，绝即不好。经一时，药熟，切不得猛火。若药熔变为瓷巴黄，用之无验。火微，即药白色细腻，一复时，出之于白瓷器中。以玉捶研，绢筛，又研，三日不绝。收取药，以干器中盛，深藏。旋取洗手面，（或）每朝将以洗手面，如用澡豆法。如无玉捶，以鹿角捶亦得。

【主治】 洗手面，令白如玉。女颈项上黑，但用此药揩洗，并如玉色。面上皯䵳，及老人皮肤兼皱等，并展落浮皮，皮落著手上如白垢，再洗再有效。淳（纯）用此药以后，欲和澡豆洗亦得，以意斟酌用之。初将此药洗面，觉面皮手滑润，颜色光泽。经十日许，特异于女面。经月余，生血色，红鲜光泽，异于寻常。如经年久用之，朝暮不绝，年四、五十妇人，如十五女子，俗名郁臭。

【参考】 本方由益母草灰一味组成。陈藏器《本草拾遗》说：益母草茎“入面药，令人光泽，治粉刺。”因它擅长消水行血，消瘀行滞，对妇女面部由于气血不和、瘀浊留滞而成的色素沉着甚宜。烧灰之后，草中之钾盐富集，洗面可起到类似肥皂的作用。所以唐代则天皇后非常喜爱益母草洗面药，再加上善自涂泽面膏之类的化妆品，直到年逾耄耋，周围侍从仍“不悟其衰”。

此方元代《御药院方》卷十曾转载，改名为“神仙玉女粉”，但不用灰，谓“每用少许，早晚洗患处”推测系直接应用益母草干粉。该书“钟乳粉散”以益母草配合白附子、白及、白蔹、细辛等，夜间涂面。二者的主治症均为面部“皯䵳”等皮肤色素异常症。

桃仁洗面方

【来源】《外台秘要》卷三十二

【组成】桃仁1000克，去皮

【用法】上一味，用粳米饭、浆水研之令细。以浆水捣取汁，令桃人（仁）尽即休。微温用，洗面时常用极妙。

【主治】祛风，令（面）光润。

【参考】桃仁外用，可行皮肤凝滞之血，除皮肤风热燥痒。配合粳米通血脉，“好颜色”；浆水光人面，白人肤。故用此药经常洗面，可使面部血气流畅，风热得祛，面部自当光润。

延年澡豆屑方

【来源】《外台秘要》卷三十二

【组成】白茯苓　土瓜根　商陆根　葳蕤　白术　芎䓖　白芷　瓜蒌　藁本　桃人（仁）各185克，去皮　皂荚5挺，去皮子　豆屑4800克　猪胰3具，暴干　猪蹄4具，治如食法，烂煮取汁　面9600克

【用法】上十五味，取猪蹄汁拌诸药等，暴干，捣散，以作澡豆，洗面手妙。

【主治】洗手面（令人光泽）。

【参考】本方与“延年洗面药方”相比较，药味有相似

之处。唯去掉了多种香料药品，增白术、藁本以提高去皯驻颜之力，加猪脜、皂荚以提高去垢润燥效能。豆屑指荜豆所磨之细粉，取其白腻，作澡豆，也可除掉面部色素，令人面光泽。总之，此方香味不浓，但去垢增白之力强，是其显著特点。

按：猪脜（音夷），一名肾脂。李时珍《本草纲目》指出其“生两肾中间，似肉非肉，乃人之命门、三焦发源处也。肥则多，瘦则少，盖颐养赖之，故谓之脜。”根据上述推测猪脜很可能是猪的肾上腺、胰腺及其周围组织。

延年面脂方（方之一）

【来源】《外台秘要》卷三十二

【组成】白术　茯苓　杜衡各45克　葳蕤　藁本　芎䓖　土瓜根　瓜蒌各37.5克　木兰皮　白僵蚕　蜀水花　辛夷仁　零陵香　藿香各125克　菟丝子60克　栀子花　麝香，酒浸，绵裹　鹰屎白各22.5克　冬瓜仁37.5克　桃仁1000克，并令碎　白蜡90克　羊脂，肾边者，2000克　猪脂6000克，水浸七日，日别易水　猪脜一具　白附子30克

【用法】上二十五味，并细切。酒400毫升，取猪脜、桃仁、冬瓜仁绵裹内酒中，挼令消，绞取汁，用渍药一宿。别煎猪脂令消，去滓。以鹅脂、羊脂、白蜡于铛中，用绵裹内铛，微火煎三上三下，药黄色，去滓。待澄候凝，纳鹰屎末，搅令匀，以涂面妙。

【主治】面粗黑有皱，令面白如少年。

【参考】本方药物的作用可概括为如下五类：①润泽皮肤、悦色增容：有猪脂、羊脂、冬瓜仁、瓜蒌、葳蕤、白术、菟丝子、栀子花。这类药物重量所占比例最大。②祛皯䵟、灭瘢痕：有白术、茯苓、葳蕤、冬瓜仁、藁本、猪脜、鹰屎白、蜀水花、白僵蚕。③辟秽香身：有杜衡、木兰皮、辛夷、零陵

香、藿香、麝香。④行血止痒、散结解毒：有川芎、桃仁、土瓜根、瓜蒌、木兰皮。⑤附着皮表、增强药效：有白蜡。此方配伍精当，照顾周全，因此作为面药，能产生较好效果。

延年面脂方（方之二）

【来源】《外台秘要》卷三十二

【组成】防风　葳蕤　芎䓖　白芷　藁本　桃仁去皮　白附子各45克　茯苓60克　细辛　甘松香　零陵香各15克　当归　瓜蒌研，各30克　蜀椒50粒　鸬鹚屎　冬瓜仁研，各22.5克　麝香7.5克

【用法】上十七味，酒浸淹润一夕，明日以绵薄宽裹之。以白鹅脂600克、羊脂600克，并炼成者以煎之，于铜器中微火上煎，使之沸，勿使焦也。乃下之三上，看白附子色黄，膏成去滓，又入铛中上火，内麝香，气出乃麝香，更以绵裹度之。乃纳瓜蒌仁、桃仁、冬瓜仁等脂，并鹰屎、鸬鹚屎粉等，搅令调。膏成待凝，以磁器贮，柳木作槌子，于钵内研，使轻虚得所，生光。研之无度数，二三日研之，方始好。唯多，则光滑任用。

【参考】本方药味较延年面脂方一简单，但作用相似。方中使用当归、蜀椒、白芷，以养血润肤灭瘢痕。白附子、细辛，以散风止痒行药势。对于面容不泽、风癣瘙痒的病人，洗用较为适宜。

鸬鹚屎即是蜀水花，治疗面上黑皯、黡痣有一定效验。

延年洗面药方

【来源】《外台秘要》卷三十二

【组成】葳蕤　商陆根　杜若　滑石各250克　土瓜根　芎䓖　辛夷仁　甘松香各90克　黄瓜蒌5枚，去皮　白茯苓　白芷500克　木兰皮　零陵香各90克　麝香60克　荜豆400

克　冬瓜仁400克　去皮　猪蹄3具

【用法】 上十八味，捣为散，和荜豆。以水、桃仁、冬瓜仁、黄瓜蒌子，揉之令碎猪蹄汁中，挼令散，和药作饼子，暴干捣筛。更和猪蹄汁，又捻作饼。更暴干，汁尽乃止。捣筛为散，稍稍以洗手面妙。

【参考】 本方是适用于健康人的洗面药。对于面部发黑，或局部色素沉着、轻型面部疖疮，也有一定疗效。方中葳蕤、辛夷、白芷、荜豆（豌豆）、冬瓜仁，猪蹄可悦泽人面，改善面部颜色，增加面容光泽。杜若、甘松香、木兰皮、零陵香、麝香能香身辟秽，消除身体各种臭气。黄瓜蒌、土瓜根擅长消肿行血，疗面疮及皱皱。芎䓖治面上游风去来，商陆、滑石泄浊燥湿荡热，白茯苓、白芷、辛夷、葳蕤、荜豆等，又都有除黑灭皯作用。因此，本方可谓是一剂良好的面部外洗美容药。

文仲令面色白方

【来源】《外台秘要》卷三十二

【组成】 羊脂　狗脂各200克　白芷100克　乌喙14枚　大枣10枚　麝香少许　桃人（仁）14枚　甘草30厘米，炙　半夏15克，洗

【用法】 上九味合煎，以白芷色黄，去滓。涂面，二十日即变。

【主治】 令人面白，似玉色光润。

【参考】 本方在使用大量润肤增白、活血除皯、香身辟秽药物羊脂、狗脂、白芷、麝香、桃仁的基础上，增入乌喙（草乌头）除风胜湿疗疮；半夏化痰除湿，悦泽面目。因这两味药毒性较大，因此加入大枣专解乌头毒，甘草善解百药毒，使毒药疗疾而不伤正气。时代李时珍指出，“皯黷是风邪客于皮肤，痰饮滓于脏腑。”用上述药物涂面，能祛风邪痰饮，所

以可使人面部光润，色泽似玉。

文仲面脂方

【来源】《外台秘要》卷三十二

【组成】 细辛 葳蕤 黄芪 白附子 薯蓣 辛夷 芎䓖 白芷各7.5克 瓜蒌 木兰皮各15克 猪脂4000克

【用法】 上十一味，切。以绵裹，用少酒渍一宿。内脂膏煎之，七上七下。别出2000克，白芷煎，色黄，药成。去滓，搅凝。以傅面，任用之。

【主治】 人面无光润，黑及皱。亦主金疮，止血良。

【参考】 面无光润，色黑及皱，大都由气虚血滞，外为风邪所侵，水谷精微不能上荣于面而致。所以文仲面脂方采用黄芪、薯蓣滋养肌肤，充实皮毛，改善容颜，辅以川芎、白芷、白附子、细辛活血散风，辛夷、木兰皮辟秽香身、散结解毒，葳蕤、瓜蒌、猪脂滋润抗皱、悦泽颜色，共同组成一张具有除黑抗皱作用的面脂方。方中白芷、川芎外用，可治金疮出血，能止血散瘀，因此凡外伤出血者，也可用之。

面脂方（方之一）

【来源】《外台秘要》卷三十二

【组成】 丁香82.5克 零陵香 桃仁去皮 土瓜根 白蔹 白及 防风 当归 沉香 辛夷 商陆 麝香研 栀子花 芎䓖各90克 蜀水花 青木香各60克 白芷 葳蕤 菟丝子 藿香 甘松香各152.5克 木兰皮 白僵蚕 藁本各75克 茯苓180克 冬瓜仁165克 鹅脂 羊髓各3000克 羊肾脂2000克 猪胰6具 清酒10000毫升 生猪脂肪4000克

【用法】 上三十二味，挼生猪胰汁，渍药一宿于脂中。煎三上三下，以白芷色黄，去滓。以上件酒1000毫升，挼猪胰。以炭火微微煎，膏成贮器中，以涂面。

【主治】 面皮皴皱、皻、黑皯。凡是面上之病，皆悉主之。

【参考】 本方与延年面脂方的药味有相类之处，药理作用也大体相似。但方中增入鹅脂和羊髓，使润泽皮肤、悦色增容作用得到加强。菟丝子、白芷长于去面䵟，丁、沉、甘松、青木香长于香身辟秽，当归、防风、清酒长于行血止痒，白及、白蔹长于散结解毒，诸药加入本方中，使其在上述方面的疗效有所提高。但方中灭瘢痕的药物很少，因此用于面部气血失调所致的肌肤受冻而裂、面颊肌肤凹陷、皮表发黑等较佳。

面膏方（方之一）

【来源】《外台秘要》卷三十二

【组成】 香附子10枚，大者　白芷60克　零陵香60克　茯苓30克　蔓菁油2000毫升，无，以猪膏充　牛髓　羊髓各2000毫升　水渍白蜡250克　麝香0.7克

【用法】 上九味，以油髓微火煎五物，令色变，去滓，内麝香，研千遍，凝用。澡豆洗面后涂之。

【参考】 本方除用了大量润泽皮肤、香面除䵟的基质和药物如猪膏、麝香等外，与其他面膏方不同点在于：它使用了蔓菁油和香附子。蔓菁油载于唐《新修本草》，称其“入面膏，去黑䵟皱文（纹）。”表明是一种润泽光悦面容之剂。香附子在《尔雅》中，谓其可以合香。《江表传》谈到后汉三国时，魏文帝曾遣使于吴，求雀头香配香料。雀头香亦即香附子。于此可知古代将香附子作为香身辟秽之品使用。本方用它们入面膏，可增加药效和芳香程度。

鹿角膏方

【来源】《太平圣惠方》卷第四十

【组成】 鹿角霜60克　牛乳200毫升　白蔹30克　芎䓖30克　细辛30克　天门冬45克，去心焙　酥90克　白芷120（30）克　白附子45克生用　白术30克　杏仁30克汤浸去皮尖双仁别研如膏

【用法】 上药捣罗为末，入杏仁膏，研令匀，用牛乳及酥于银锅内，以慢火熬成膏。每夜涂面，旦以浆水洗之。

【主治】 用于面部健美，“光泽洁白”。

【参考】 颜面肌肤色泽与弹性的变化是脏腑气血充盈与否的外在反映。人过中年气血日渐衰少，颜面肌肤不能得到气血充分的温煦与滋养，渐渐失去青春年华所具有的丰姿容貌。所以古往今来，寻求驻颜美容者，比比皆是。本方即为古代医家在长期的医疗实践中筛选出来的外用有效方剂之一。方中鹿角霜、牛乳、酥皆为血肉有情之品，填精益血能渗入肌肤，有和血脉、润肌肤，治疗肌肤枯槁的作用。含有大量的动物蛋白、脂肪、多种维生素及矿物质，为人体营养皮肤所必需。白术、白及亦同样含有葡萄糖、蛋白、脂肪、维生素，亦具有营养皮肤之作用。白蔹对皮肤真菌有不同程度的抑制作用；川芎、白芷、杏仁等有抗酪氨酸酶的作用，可减少老年斑黑色素的生成，能嫩面抗皱，使皮肤洁白细腻，为中药常用美容佳品。诸药合而熬膏涂面，可改善颜面皮肤营养，消除皱纹，恢复青春容貌。

又：本方在《医方类聚》头面门中作“鹿角散”，剂量略有不同。

令面光泽洁白方

【来源】《太平圣惠方》卷第四十

【组成】 白芷30克　白蔹30克　白术30克　白附子1克，生用　白茯苓1克　白及15克　细辛1克

【用法】 上述药捣罗为末，以鸡子白合为挺子，每挺如

小指大，阴干。每夜洗净面了，用浆水于瓷器中磨汁，涂之极效。

【主治】 令面光白腻润，去皯䵴面皱。

【参考】 面容光泽、细腻，有如无瑕之白玉，为人所共求。运用药物局部调治是美容的有效方法之一。本方所用的药物均属中药美容之品，其中白芷、白及、白术、白蔹皆能去面部黑斑，长肌润肤，驻颜美容；白茯苓、白术、鸡蛋白含有蛋白质、脂肪、葡萄糖、维生素及微量元素，是营养皮肤、嫩白抗皱之有效药物。诸药细研调以蛋清，阴干磨汁涂面，久则令面容白洁润滑。

治面黑䵴黑子方

【来源】 《太平圣惠方》卷第四十

【组成】 杏仁90克，汤浸去皮研如膏

【用法】 上以鸡子白和，每夜薄涂之，不过三五度即效。

【主治】 面皯䵴。

【参考】 鸡子白含10%蛋白质，它含所有的必需氨基酸，在营养上是优良的。杏仁可润肺，消食积，散滞气、散结润燥，能“去头面诸风气皶皰”。二者共和为膏，日夜涂面，自能使皯䵴斑点消失。

面脂方（方之二）

【来源】 《太平圣惠方》卷第四十

【组成】 丁香30（60克） 零陵香90克 桃仁90克，汤浸去皮 白蔹60（90）克 白及90克 白僵蚕90克 辛夷60克 商陆90克 防风90克 去芦头 当归90克 沉香90克 麝香30克，细研 栀子花90克 芎䓖90克 菟丝子90克，别捣为末 鸬鹚粪60克 木香60克 白芷90克 甘松香90克 土瓜根60克 木兰皮60克 藁本60克 白茯苓

120克　冬瓜子仁120克　鹅脂4000克　羊髓4000克　羊肾脂2000克　猪胰六具细切以酒1000毫升浸二宿

【用法】 上述药，细剉，以猪胰汁渍药一宿，都入于锅中。煎令白芷色黄为度，去滓，微火煎成膏，入麝香和令匀，盛于瓷盒内，任用敷面。

【主治】 治面上皺黑。凡是面上之病，皆主之。

【参考】 面脂种类繁多，是护肤美容之佳品。针对面部皮肤不同的病患，在原基质中添加各种药物制成药物型香脂以达到治疗的目的。本方是一张治疗多种面部疾患、适应证较为广泛的配方。其中丁香、零陵香、沉香、木香、甘松香、麝香等芬芳香烈，为制作香脂的上品，又能行气活血。当归、桃仁、川芎可养血活血。白蔹、白及、辛夷、白僵蚕、白芷、白茯苓、木兰皮、防风等能祛风除湿。据现代研究，白芷、商陆、白蔹、丁香等对皮肤致病细菌有不同程度的抑制作用，可使皮肤光洁。猪胰、鹅脂、羊髓、羊肾脂等为血肉有情之品，为动物精血所化生，有滋养皮肤、润泽肌肉之功。诸药相合制成香脂每日涂之，可祛瘀生新，消除粉刺、汗斑、瘢疵粗糙，使面部洁白细嫩，色泽悦人。且所用之药皆系生物之品，绝无毒副作用，非化学合成药物所能相比。

定年方

【来源】 《太平圣惠方》卷第四十

【组成】 白及75克　白术150克　细辛60克　白附子60克，生用　防风60克，去芦头　白矾45克　当归30克　藁本45克　芎䓖45克　白茯苓90克　白石脂60克　土瓜根60克　蕤仁60克　葳蕤60克　白玉屑15克，研细　琥珀末15克　珍珠末15克　钟乳粉15克

【用法】 上述药，捣罗细研为末。取鸡子白，并蜜等分

和，撚作挺子。入布袋装，悬挂门上，阴干。六十日后如铁，即堪用。再捣研为末，每夜用浆水洗面，即以面脂调药涂之。经六十日，面如新剥鸡子。

【主治】 治面皯䵳、粉刺，及面皮皱。

【参考】 皯䵳即黑色之意。面生皯䵳为颜面部发生褐色及深褐色皮肤损害，类似今之黑变病、黄褐斑等皮肤病。五脏六腑的气血通过经络上注于面，面得其滋润荣养，方能现红润光泽。皯䵳之成因，或脏腑有痰饮，或风邪侵袭入面之腠理，使气血不和，滞而成瘀，皮肤失去濡润，则变生皯䵳。形成形状不一、大小不定、颜色为褐色或深褐色的色斑，虽无疼痛搔痒，却影响美容。本方以防风、细辛、藁本、白附子等药发散郁于面部皮肤之风邪；以当归、川芎、土瓜根、琥珀末活血通络。二者相伍可以行祛风邪、通经络、活血行气之功。更配以蕤仁、葳蕤、白茯苓、白术、白及有祛风散邪、健脾消痰、逐瘀生新的作用，且该类药物含有蛋白质、脂肪、葡萄糖等成分，能和柔滋养。白石脂、白玉屑、珍珠粉、钟乳石之类矿物质药，含有人体必需的微量元素，其质纯气清，为营养皮肤之所必需。诸药相合为细末，调以鸡子白及蜜，阴干，涂面，确能消黑斑、嫩肌肤，美颜色唤青春，可谓美容之佳品。

洗面药方

【来源】《太平圣惠方》卷第四十

【组成】 猪䏲二具　白面2000克　细辛1克　白术1克　防风30克，去芦头　商陆45克　土瓜根1克　白芷30克　皂荚五挺　白蔹30克　冬瓜仁1000克

【用法】 上述药捣罗为散。先煮大猪蹄一具煮令烂，去骨。并猪䏲和散捣为饼，曝干，更再捣罗为末。每夜取少许，洗手面。

【主治】 除皯黯令光泽悦白。

【参考】 古代美容之品除内服补益药物外，外用药物是其又一方法。该洗面药方中，细辛、白芷、白蔹、防风、冬瓜仁、皂荚、商陆可祛湿散风，芳香润肤，对致病真菌有抑制作用。白术含有维生素 A，对维持皮肤组织的正常功能和结构的完整、防止皮肤因过度角化而变得粗糙有良好的作用。猪胰、皂荚为古代制肥皂之主要成份。以其甘寒滑腻、生津去垢，有泽颜润肤的功效。诸药合而制成细粉，实即今之美容药皂的雏型。用其洗面确可滋润皮肤、消除黑斑，使皮肤光滑如玉。

白芷膏

【来源】《圣济总录》卷一百一

【组成】 白芷，留两小块验所煎膏　白芜荑　木兰皮　细辛，去苗叶　藁本，去苗土　白附子，炮，各 21 克　芎䓖 25 克　防风，去叉 25 克　丁香　零陵香　松花　麝香，研，各 7 克　熊脂 1500 克，如无以酥代

【用法】 除麝香、熊脂外，剉碎，入净器中，以酒 400 毫升浸一宿。先将熊脂入铜铛中化令销，次下酒中诸药，以文火煎之，三上三下，候白芷黄色膏成，用新绵滤去滓，入麝香搅匀，稀稠得所，瓷合盛。每临卧时，先以澡豆温浆水洗面，后涂膏大效。

【主治】 面皶疱。

【参考】 本方所用之药均为祛风燥湿之品，对于防护失宜，感受风热之邪而致粉刺者有效。方中熊脂来源极少，可用其他软膏基质代之。

木兰膏

【来源】《圣济总录》卷一百一

【组成】 木兰皮　防风去叉　白芷留两小块子验药熟

辛夷去毛　木香　牛膝酒浸切焙　独活去芦头　藁本去土　芍药　白附子炮　杜衡　当归切焙　细辛去苗叶　芎䓖各50克　麝香研25克　腊月猪脂1000克以水浸去赤汁

【用法】除麝香猪脂外，并剉研。先将猪脂入锅中令销，下诸剉药，以文火煎三上三下，候白芷块子黄色膏成，用新绵滤去滓，入麝香搅匀，稀稠得所，瓷合盛。每临卧时，先以温浆水洗面，后涂膏，日三次。

【主治】面皻疱

【参考】本方多以疏风活血之品，用猪脂煎至药性入油脂中，用以涂面，对肺胃风热型粉刺当有效。但以猪脂为涂膏基质的工艺方法已太陈旧，应采用现代提取方法及现代软膏工艺方法，可能效果更好。

矾石散

【来源】《圣济总录》卷一百一

【组成】矾石烧令汁尽　白石脂各0.3克　白蔹0.9克　杏仁汤浸去皮研25克

【用法】四味并研为散，以鸡子白调令匀，入瓷合中盛。临卧时先用浆水洗面，后涂药，明旦以井华水洗之。

【主治】面皯疱令光白。

【参考】杏仁苦温，《本草纲目》谓“杏仁能散能降、故解肌、散风、降气、润燥、消积”。本方以杏仁为主，配白蔹清热解毒，更加枯矾、白石脂等燥湿收涩之品。又恐其收涩之过猛，以鸡子白佐之。治疗面部粉刺有效。

白蔹膏

【来源】《圣济总录》卷一百一

【组成】白蔹　白石脂　杏仁，汤浸去皮尖双仁，研，各25克

【用法】 捣罗为末，更研极细，以鸡子白调和，稀稠得所，瓷合盛。每临卧涂面上，明旦以井华水洗之。良。

【主治】 面粉皻。

【参考】 本方为《圣济总录》矾石散去矾石而成。白蔹、白石脂、杏仁三药用量相等，药性较为平和。白石脂的主要成分为水化硅酸铝，味酸性平，对皮肤粘膜有收敛止痒作用，再配合白蔹凉血解毒，杏仁散风消肿，故用于面粉皻患者有一定疗效，尤其对皮肤反应比较敏感的患者更适宜。

藿香散

【来源】《御药院方》卷十

【组成】 广明胶碎炒如珠 21 克　藿香叶 30 克　糯米 2000 克　白丁香 21 克　零陵香 30 克　皂角去皮子炙，30 克　香白芷 60 克　檀香 30 克　龙脑 7.5 克另研　沉香 30 克　丁香 21 克

【用法】 上为细末，每日如常使用，洗髭发手面，百日令光悦润泽。

【主治】 去皯洗髭。

【参考】藿香散中采用藿、零、檀、沉、丁诸香及龙脑芳香辟秽；白芷、白丁香、皂角腐蚀涤污去皯；广明胶、糯米粉行营卫血积，润皮肤之燥。因此经常使用，手面髭须会光悦润泽。

本方以大量芳香药和效能强的去垢药、润肤药同用，是古代美容制剂的又一格局。

冬瓜洗面药

【来源】《御药院方》卷十

【组成】冬瓜一个

【用法】 上，用竹刀去青皮，切作片子。酒 1500 毫升、

水1000毫升同煮烂，用竹绵擦去滓，再以布子滤过，熬成膏。入蜜500克，再熬稀稠得所。以新绵再滤过，于磁器内盛。用时取栗子大，用津液调涂面上，用手擦。

【主治】 治颜面不洁，苍黑无色。

【参考】 冬瓜为日用菜蔬，甘微寒无毒。其性走而急，能祛头面热，切片摩痱子甚佳，服之令人"耐老"。《圣济总录》曾载，用冬瓜1个，竹刀去皮，切片。酒1.5升，水1升。煮烂，滤去滓，熬成膏，瓶收。每夜涂之，可使"面黑令白"。表明本品有消退面部皮肤色素的作用。《御药院方》在《圣济总录》方的基础上，增加蜂蜜以滋养皮肤，制成攻补兼施的外用洗面剂，当有助于提高疗效。

无皂角洗面药

【来源】《御药院方》卷十

【组成】 藿香叶 白芷 藁本 檀香 瓜蒌根 楮桃儿 白茯苓 防风各30克 甘松 零陵香 茅香各75克 丁香30克 麝香研9克 沉香30克 黑牵牛125克 赤小豆90克 川芎30克 糯米2000克

【用法】 上为细末。每日如常洗面。

【参考】 本方采用藿、檀、零、茅、麝、沉等浓郁的香味，以辟秽除臭；川芎、白芷、藁本、防风擅长和血散风，润肤止痒；瓜楼（蒌）根、赤小豆散恶血、消肿毒；楮桃儿、白茯苓益颜色、灭瘢皯。再配以大量糯米粉滋养皮肤，多量黑牵牛泄浊祛垢，与前述诸药共奏护肤驻颜、辟秽洁面的作用。《御药院方》未载其主治证，推测主要用于健康人。

皇后洗面药

【来源】《御药院方》卷十

【组成】 川芎 细辛 附子 藁本 藿香 冬瓜子 沉

香各30克　白檀60克　楮桃250克　白术15克　丝瓜4个　甘草60克　生栗子第二皮15克　杜苓苓60克　广苓苓30克　白及60克　白蔹45克　土瓜根30克　阿胶　吴白芷60克　白茯苓60克　脑子7.5克　皂角末30克　糯米粉750克

【用法】上为细末，洗面用。

【参考】本方川芎、细辛、藁本、沉香、白檀、楮桃、白术、白及、白蔹、白芷、苓苓、皂角、糯米粉等13味药，属于“御前洗面药”的成分。方中以阿胶代替黄明胶，增强了滋润护膜生肌之力。去掉甘松、川苓苓而用藿香、杜苓苓、广苓苓，使香型改变，更适宜女性洗用。再配合丝瓜通络脉，脑子散郁火，栗皮去皱纹，附子破坚积，土瓜润肌肤，白瓜悦颜色。使方剂的综合效能较御前洗面药更强，尤适合美化女性面容。

御前洗面药

【来源】《御药院方》卷十

【组成】糯米2000克，碾作粉子　黄明胶30克，炒成珠子　大皂角火炮去皮，250克　白及30克　白蔹30克　香白芷60克，生白术45克　沉香15克　藁本30克，去皮，净川芎30克，去皮　细辛30克，去土叶　甘松30克，去土　川苓苓45克　白檀45克　楮桃儿新者，90克

【用法】上，为细末。洗面用。

【参考】本方由七白膏减去白附子、茯苓，另增药味而成。方中沉香、檀香、甘松、大皂角辛香温通，辟秽逐秽；藁本、川芎活血散风，消鼾疗疵；楮桃、糯米、黄明胶均有润肌肤、益颜色之效，从而使“五白”对皮肤保健的力量得到增强，成为较好的疗效洗面剂。

方中川苓苓一说为四川产零陵香，存疑待考。

七白膏

【来源】《御药院方》卷十

【组成】 香白芷　白蔹　白术各30克　白茯苓去皮，9克　白及15克　白附子生，9克　细辛去叶土，9克

【用法】 上为细末。以鸡子调丸如弹子大，或如人小指状，阴干。每夜净洗了面，温浆水於瓷器内磨汁，涂之极妙。

【主治】 令人面光润不皱，一切诸皯黷。

【参考】 皯，一作“奸”，音干，指面上黑气。黷，为黷的伪字，音妹，指黑色。皯黷，即面容有黑色沉着之意。病由太阴脾经水湿上泛，与风邪相搏而成。七白膏用白术、茯苓以益脾渗湿，驻颜去皯，白芷、细辛散风除湿，活血止痒，白蔹散结消肿，疗面上皰疮，白及化瘀生肌、愈皮损皲裂。白附子主面上百病，除斑痕瘢疵，行诸药势。全方配伍周详，所以不仅能消散面部黑气，还能改善面部皮肤肌肉的功能状态，使之“光润不皱”。

玉容散（方之一）

【来源】《御药院方》卷十

【组成】 牵牛125克，生　香白芷15克　甘松去土，15克　广零陵香30克　瓜蒌根22.5克　川芎15克　细辛7.5克　阿胶7.5克，炮　猪牙皂角60克　藿香15克　楮桃儿60克　藁本15克

【用法】 上为细末。每用3克，如洗面药，早晨、晚夕各用一次。

【主治】 面上热刺、皯黷。

【参考】 同名“玉容散”，本方重用牵牛子、皂角、楮实三味，表明本方适用于内有湿热实积之例，而与前方的适应证有较大差别。以往化妆品之配方，多从色、香、质等方面考

虑，而不注重使用者的体质、内症情况，本方与前方方名相同，药物有较大差别，提示在化妆品的配制上，亦应采取辨证施用的原则，才能取得更好效果。

玉容散（方之二）

【来源】《御药院方》卷十

【组成】白及45克　白蔹　白僵蚕生　成炼钟乳粉各15克　白附子生　冬瓜子　韶脑别研，各7.5克　楮桃儿6克　麝香3克，别研

【用法】上述药，同为极细末。用玉浆调匀稠得所，临卧涂患处。明旦，用温淡浆水洗去。

【主治】面上诸皯黵及灭瘢痕。

【参考】皯黵，亦写作"皯黯"，指面上黑气。其特点为初起色如尘垢，日久黑似煤形，枯暗不泽，大小不一，小者如粟粒赤豆，大者似莲子、芡实，或长、或斜、或圆，与皮肤相平。相当于现代医学之黄褐斑、瑞尔氏黑变病等。此病的病因，多与肝气郁滞、脾气不足、肾气失调，以致瘀血、阴邪留于颜面而成。治疗方法除经常内服逍遥散、人参健脾丸、六味地黄丸等药外，尚须配合使用外涂之剂，玉容散即是一张较好的方子。方中用白及、白蔹、钟乳粉、冬瓜子、楮桃儿润肌肤、悦颜色、散结毒，除皯黵；白僵蚕、白附子、麝香、韶脑灭瘢痕、散风邪、辟恶气、通诸窍。诸药配合，再调以善除瘢疵之玉浆（玉泉）水，睡前涂敷患处，则疗效益著。

另外，明·陈实功《外科正宗》卷四载有玉容丸方，由本方去白附子、楮桃儿、冬瓜子、麝香、韶脑，加甘松、山柰、细辛、白芷、荆芥、防风、山栀、藁本、天麻、羌活、密陀僧、枯矾、川椒、菊花、红枣肉、肥皂制成，其除风、辟秽作用有所增强，用于男妇雀斑、酒刺，及身体皮肤粗糙者较好。

驻颜方

【来源】《普济方》卷五十二

【组成】鸡子一枚　金华胭脂少许　硇砂少许

【用法】鸡子开一孔，去黄留白，入胭脂、硇砂，纸封口，与鸡鹌之，俟它蛋鹑出，取以研半，早晚涂面，颜色不落，半年尚红。

【主治】美容驻颜。

【参考】鸡子白是美容方中常用药，在本方中占全药的绝大部分分量。据现代药理研究，鸡子白含有极其丰富的蛋白质，其中主要是卵白蛋白，这是一种含磷蛋白质，其中除了人体各种必需氨基酸外，还含有钙、磷、铁等微量元素及多种维生素。因而鸡子白常用做美容方的赋形剂。本方即于鸡子白中加金华胭脂、硇砂各少许，且经过一段时间的充分反应，则硇砂的毒性可渐减小，而其破瘀散结之力亦转和缓。搽之，可令皮肤细嫩润泽而红艳。

白面方

【来源】《医方类聚》卷七十八

【组成】牡蛎90克　土瓜根30克

【用法】上二药为末，白蜜调匀，每夜临卧时涂面，翌晨以温浆水洗去

【主治】去面部皯黯、皱纹，令人颜面光白润泽。

【参考】牡蛎味咸，性微寒，无毒。煅而为末，更研细末，可除面部黑斑、粉刺。土瓜根苦寒无毒，祛瘀排脓，通利五脏，对颜面色黑有疱颇有效用。二药为末，以润肌肤、和营卫的蜂蜜调涂，自可营养皮肤、消除皱纹及黑气、痤痱。尤其值得注意的是涂药后翌晨用温浆水洗去，效果尤著。浆水是一种特制的液体。方法是用小米（粟）蒸熟，投冷水中，浸五

六日，生白花（沫），则其水味酸，色混白类浆，有一种微酸若酒的香味为得，即贮用之，不可令过浸至腐败，浆水甘酸、微温，无毒。有调中引气、开胃止渴、调理脏腑、令人皮肤白韧的作用。故以浆水洗面亦是本方发挥作用的一个重要方面。

玉屑面膏

【来源】《医方类聚》卷八十

【组成】 玉屑，细研　土瓜根　白附子　商陆　芎䓖　葳蕤　冬瓜仁　桃仁　白芷　木兰　辛夷各30克　菟丝子　青木香　藁本　当归　黄芪　白僵蚕　藿香　细辛各23克　麝香　防风各15克　鹰屎白　蜀水花200克　猪胰三具，细切　白犬脂　鹅脂　熊脂　猪肪脂各2000克

【用法】 以上二十八味，先以水浸猪、鹅、犬、熊脂，数易水浸，令血脉尽，乃可用，㕮咀诸药，清酒2000毫升，渍一宿，明旦生擘猪鹅等脂安药中，取铜铛于炭火上，微微煎至暮时乃熟，以绵滤，置瓷器中，仍以练系白芷片，看色黄即膏成，其猪胰取浸药酒，挼取汁，安铛中，其玉屑、蜀水花、鹰屎白、麝香为末，膏成，安药中搅令匀，旋取傅面。

【主治】 面无光泽，皮肉皱黑，久用，令人洁白光润。

【参考】 本方较玉屑膏药味更多，祛风活血、润燥除皯、清热解毒各方面均有用药，所谓药味多而不乱，各有所施。本方制作工艺记载较为详细，如诸药用清酒渍一宿，与现代醇提取药物有效成分的方法类似。特别是将猪胰取浸药酒，挼取汁的做法非常合乎现代提取工艺。但方中所用鹰屎白，不但来源极少，也不卫生，疗效如何亦无定论，似乎可以不用。

玉屑膏

【来源】《医方类聚》卷八十

【组成】 玉屑45克，细研如粉　珊瑚45克，细研如粉

木兰皮45克　辛夷45克，去壳　白附子30克，生用　芎䓖30克　白芷30克　冬瓜子仁120克　桃仁250克　商陆250克　牛脂90克　猪脂120克　白狗脂500克

【用法】 以上药，除玉屑、珊瑚及诸般脂外，并细锉，先于银锅中以文火消诸般脂令熔，然后下诸药，同煎三上三下，令白芷色黄为度，滤去滓，下玉屑、珊瑚末，搅令匀，于瓷器中盛，每夜涂面，神效。

【主治】 面皯疱。

【参考】 本方重用祛风之药，如辛夷、白芷等，酌加珊瑚凉血化瘀，桃仁破血活血、行瘀润燥，加商陆散结、利水、去毒，玉屑润心肺、清胃热。诸药相合，药性强而药力专，对粉刺较重者尤为适宜。

猪 蹄 汤

【来源】《医方类聚》卷八十

【组成】 猪蹄一具　桑白皮　芎䓖　葳蕤　白芷　白茯苓各150克　商陆　白术各60克

【用法】 以上八味，㕮咀，以水900毫升，煎猪蹄及药，取200毫升，去滓，每温一盏，洗手面大佳。

【主治】 洗手面令光润。

【参考】《本草纲目》谓猪蹄“煮清汁，洗痈疽，渍热毒，消毒气，去恶肉”。猪蹄煮为汁，汁内含有便于皮肤吸收的蛋白质、脂肪等营养物质，加诸祛风活血润燥的有效成分，用以洗手面有较好效果。

桃仁澡豆方

【来源】《医方类聚》卷八十

【组成】 桃仁2000克，汤浸，去皮，细研　蔓菁子2000克　白术180克　土瓜根210克　荜豆4000克

【用法】 以上药，捣细罗为散，入桃仁研令匀，以醋浆水和，洗手面良。

【主治】 面悦泽，去皯皱。

【参考】桃仁活血行瘀，蔓菁子疏散风热，白术补脾燥湿，土瓜根、荜豆清热解毒，以醋浆和更助药效，对去除面部黑斑有一定疗效。

面脂方（方之三）

【来源】《医方类聚》卷八十

【组成】杜衡30克 杜若30克 防风30克，去芦头 藁本30克 细辛30克 白附子30克，生用 木兰皮30克 当归30克 白术30克 独活30克 白茯苓30克 葳蕤30克 白芷30克 天雄30克 玉屑30克，细研 汉防己90克 商陆90克 栀子花90克 桔子仁90克 冬瓜子仁90克 蘼芜90克 藿香60克 丁香60克 菟丝子60克，别捣为末 零陵香60克 甘松香60克 木香60克 麝香15克，细研 白鹅脂2000克 羊髓2000克 白犬脂2000克 牛髓2000克

【用法】以上药，细锉，先以水浸脂髓，逐日换水，经七日，以酒2000毫升，挼脂髓令消尽；去脉，乃以香药等于瓷器中合浸之，密封一宿后，于银锅中煎三上三下，以水气尽为候，即以绵绞去滓，研之千遍，待凝即止，使白如雪，每夜涂面，旦则洗之，更涂新者，十日后色与桃花无异。

【主治】令人面色悦泽如桃花红光

【参考】 本方与《太平圣惠方》面脂方比较增加数味，其中较有价值的是玉屑30克，较为突出。玉屑味甘性平，《中药大辞典》载其“润心肺、清胃热，可治喘息烦满及消渴。外用去目翳”；《本草汇言》谓白玉屑“滋养五脏六腑”，总之该药是甘润清纯之品，内养五脏六腑，外则使颜面容色光泽洁净。故与诸药合而成膏，久敷可令面色悦泽。

面　脂

【来源】《医方类聚》卷八十

【组成】冬瓜仁　白芷　商陆　芎䓖各90克　当归　藁本　蘼芜　土瓜根去皮　桃仁各30克　葳蕤　细辛　防风各45克　木兰皮　辛夷　甘松香　麝香　白僵蚕　白附子　栀子花　零陵香各15克　猪胰三具，切，水渍六日，欲用时，以酒挼取汁渍药

【用法】以上二十一味，薄切，绵裹，以猪胒汁渍一宿，平旦以煎，猪脂六升，微火三上三下，白芷色黄膏成，去滓，入麝，收于瓷器中，取涂面。

【主治】悦泽人面。

【参考】本方与前方比较少丁香、木香、沉香、杜衡、杜若、菟丝子、羊髓等十味药，全方构成与前方无异。惟其药较为常用，更易取得，因而是配制面脂的常选方剂。

面　膏

【来源】《医方类聚》卷八十

【组成】青木香　白附子　白蜡　白芷　芎䓖　零陵香　香附子各60克　茯苓　甘松各30克　羊髓3000克，炼

【用法】以上十味，㕮咀，以酒水各100毫升，浸药经宿，次日煎三上三下，候酒水尽膏成，去滓，取傅面如妆，若有皯𪒟，皆落。

【主治】祛风寒，令人面光悦，却老去皱。

【参考】本方诸药偏于芳香辛温，宜乎面部痤疮所致之颜面粗糙不润者。《素问·生气通天论》云："汗出见湿，乃生痤疿"；"劳汗当风，寒薄为皶，郁乃痤"。木香、白芷、白附子均可疏散风寒；香附、川芎，皆有解郁活血之用；零陵香气味芳馨，辛散上达，去恶气，散风寒，令人肤香。羊髓甘温

无毒，性滑腻，有益经气、利血脉、补阴阳气不足之功效。本方以之与诸药及酒水同煎，可发挥其润肺气，泽皮毛之功能。与诸药合用，风寒除而表气畅，肺气充而颜面光，故可却老去皱，令面光悦。

面脂方（方之四）

【来源】《医方类聚》卷八十

【组成】 香附子60克　白芷60克　零陵香60克　白茯苓30克　蔓菁油400毫升　牛髓2000克　白蜡250克　麝香15克，细研

【用法】 以上药，细锉，以蜡髓微火都煎，候白芷色黄为度，去滓，入麝香研千遍，待凝冷，入瓷合内收之，每夜用澡豆洗面了，然后涂之。

【主治】 令面光泽洁白。

【参考】 面脂之方，不离乎祛邪、润肤两类药物。本方虽仅八味，但祛风除湿则有白芷、零陵香；活血理气则有香附、麝香；健脾利湿则有茯苓；滋润皮肤有蔓菁油、牛髓等。故药味虽简，功效不殊，是广大山乡僻壤皆可制而施用之方也。

面膏方（方之二）

【来源】《医方类聚》卷八十

【组成】 白芷　藁本　白蜡各300克　葳蕤180克　辛夷　芎䓖各90克　木兰皮　当归　白术　白及　白附子各60克　白僵蚕45克　桃仁脂6000克

【用法】以上药，细切如豆大，暖酒浸之。两日后，入桃仁脂及蜡中煎，如鱼目沸讫，渐急火煎三五沸，直待白芷黄即成，绞去滓，以绵重滤，澄去浊恶物，以柳杖搅之，令至冷，入成炼钟乳末半两，熟调之。

【主治】 面皯。

【参考】 桃仁脂即用桃仁所榨取的油脂，故除有活血化瘀作用外，同时有润肤作用。本方祛除外邪作用较著，适用于风寒、风湿外束，进而引起气血运行不畅所致的面皯病例。

麝香膏

【来源】《医方类聚》卷八十

【组成】 麝香15克，细研 白附子30克，生用 当归120克 芎䓖120克 细辛120克 杜衡120克 白芷120克

【用法】 以上药，细锉，以腊月猪脂500克拌，同煎三上三下，候白芷色黄为度，去滓，下麝香，搅令匀，盛瓷合中，勿令尘入，以傅疱上，日三度。

【主治】 面皯疱。

【参考】 本方与《刘涓子鬼遗方》所载同名方少芍药一味，变附子为白附子，且剂量亦有出入。考《太平圣惠方》、《圣济总录》所载，亦是“白附子”，且其药物比例与本处相近，临床使用时，当以本处药量较为可信。

治外膏

【来源】《医方类聚》卷八十

【组成】 白芷 白蜡各60克 白附子 辛夷 防风 乌头 零陵香 藿香 葳蕤各15克 藁本30克 商陆 麝香各12克 麻油400毫升 羊脂1000克 牛脂 鹅脂各2000克

【用法】 以上十六味，薄切，醋渍浃洽，经一宿，旦合煎，候白芷色黄膏成，以皂荚汤洗面敷之，日三。

【主治】 面皯䵟。

【参考】 面皯之病，多因外邪侵袭经络，致气血运行不畅，或由肝肾阴虚，气血不荣于上所致。本方十六味药，大体

可分两组：一为白芷、辛夷、白附子、防风、藁本……功用以祛风除湿、散寒通络为主；一组以乌麻油、牛羊鹅脂为代表，功能滋阴润燥，护养皮肤为主，如是，则外邪可去，络脉得通，皮肤自然光鲜如玉。

皇帝涂容金面方

【来源】《万病回春》礼集

【组成】 朱砂 6 克　干胭脂 6 克　官桂 10 克　乌梅五枚去核　樟脑 15 克　川芎少许

【用法】 上为细末，每夜临睡以唾津调，搽面上。次早温水洗去，半月至二十日可见颜面色如童子。

【主治】 润面美容。

【参考】 本方选自《万病回春》，乃明代名医龚廷贤所撰。龚氏为名医世家，其父龚信曾在太医院供职，龚廷贤本人也曾任太医院吏目。因此，龚氏所录“皇帝涂容金面方”是比较可靠的宫廷秘方。本方以樟脑用量最丰，考樟脑味辛性热，涂于皮肤有镇痛、止痒作用，并有清凉舒适之感。乌梅肉收敛生津，《神农本草经》谓其“去青黑痣”；《日华子本草》云“去黑点”，故对面部黑痣、老年斑等均可治疗。同时乌梅肉有生津之效，配伍善能调冷气之官桂，外祛风冷之邪，内滋津液以润泽，更以朱砂，胭脂以增红润，难怪其方下注云：“半月至二十日可见颜面色如童子”，其光艳红润之状如可睹见，实为美容方中佳品。

杨太真红玉膏

【来源】《鲁府禁方》卷四

【组成】 杏仁，去皮　滑石　轻粉　等分

【用法】上药为末，蒸过，入龙脑、麝香少许，以鸡子清调匀，早起洗面后敷之，旬日后，色如红玉。

【参考】 本方是内廷润面美容经验方，相传最早为唐代杨贵妃所使用，故方名冠以“杨太真”之称。方中杏仁苦温入肺，又富油脂，故有润泽皮毛，通利气机作用；滑石质极滑利，李时珍谓其“上能利毛腠之窍，下能利精溺之窍”（《本草纲目》），所以夏日每被用作爽身粉使用。轻粉为水银经与卤、盐、红土等混合后烧炼而成的白色、片状晶体，用时研为细末，有杀虫攻毒，利水通便之效，外用可治疮、癣、瘰疬、梅毒下疳、皮肤溃疡等多种疾病，故对皮肤病有治疗作用。轻粉虽有小毒，但用鸡子清调敷，可减解轻粉毒性，鸡子清并有润皮肤作用。故本方仍不失为美容增色的一首名方。但其中轻粉如果不用，效果是否受影响，尚在探讨之中。

八白散

【来源】《鲁府禁方》卷四

【组成】 白及 白丁香 白僵蚕 白丑 白蒺藜 白升麻 三奈子 白蔹 白芷 各60克 白茯苓15克 白附子15克

【用法】 上药共为末，至晚临睡，以津唾合涂面上，明朝以莹肌如玉散洗之。

【主治】 面皮粗黑、痤疮、黑斑等。

【参考】 八白散是美容洁面的名方。《必用全书》记载系金章宗宫中洗面方，因其主药皆以“白”字命名，且能使人面色白净故名“八白散”。但本处所列，系明代万历年间山东鲁藩王府所藏，与《必用全书》所载略有出入。前者正药八味，即白及、白丁香、白僵蚕、白牵牛（即白丑）、白蒺藜、白芷、白茯苓、白附子八味，另加皂角三锭，绿豆少许。本方除保留了八白散主药外，又加入散风清热的白升麻、芳香清凉的山奈（即三奈子），以及善于清热消肿的白蔹三味，增加了方中凉性药的比例，故应用面更为广泛，使用效果亦更显著。

八白散的主要药白及味苦辛性凉，体滑质粘，入于肌腠之中，与正气相调，能和柔滋养，令人肌骨柔软滑腻。白丁香、白僵蚕、白牵牛（白丑）、白芷、白升麻诸药，除散风除湿清热泻浊外，皆有增白爽利、辟秽添香之用。故能使微邪退而神气清，气血充而肌如玉。

莹肌如玉膏

【来源】《鲁府禁方》卷四

【组成】 楮实15克　白及30克　白升麻15克　甘松20克　白丁香（腊月收）15克　糯米2400克，为末　连皮砂仁15克　三奈子15克　绿豆1600克，另用细罗筛，用一升亦可　皂角1500克，水湿后烧干，再入水中再烧干，去皮、纹、子，可得1500克，为末，细箩筛过

【用法】 上药共为末，入糯米、绿豆、皂角末，一处搅匀，如常法用之。

【主治】 面不白。

【参考】 本方除有祛风除湿、芳香辟秽作用外，尚有润滑肌肤，荡泥洗垢作用。因而可用于面皮粗黑、鼾黵粉刺等类影响颜面美观的病症。方中甘松、丁香、山奈（即三奈子）等芳香辛温，散风寒，增香气；楮实、白及、升麻下水气，散风热，消肿生肌，故对面部疮疖亦有治疗效果。皂角善涤垢；糯米粉、润肤绿豆粉解毒，合而用之，不愁颜面不光洁柔润，故名其方为"莹肌如玉膏"。

洗面如玉膏

【来源】《福济全珍》头面病

【组成】丁香3克　白芷6克　麝香3克

【用法】 上药共为末，加烧酒200毫升，熬成膏。每日洗脸时，于水内加膏少许，令颜色如玉。

【主治】 面色不华。

【参考】 本方中麝香用量十分突出，故全方以活血祛瘀、通络辟秽为主。虽然从用量上看，白芷、丁香用量是麝香的一倍或相同，但因麝香芳香浓烈，走窜力强，故远较前二药效果显著。凡一切气滞血瘀，或风寒束表、风热内结所致的面色不华、痤疮、黑斑等证皆可用之。血脉通和，外邪难羁，皮肤自可光艳滑腻。

玉容西施散

【来源】《古今图书集成医部全录》卷一百三十一

【组成】 绿豆粉 100 克　白附子　白及　白蔹　白僵蚕　白芷　天花粉各 50 克　甘松　三奈子　茅香各 15 克　零陵香　防风　藁本各 6 克　肥皂角一挺，去皮弦

【用法】 为细末，每洗面用之，面色如玉。

【主治】 面上一切酒刺、风刺、黑黡斑子。

【参考】 皂角为末，加于水中洗面，颇能去油污。绿豆粉质细而滑，于手足头面皮肤尤为有益。其余诸药，多为芳香辟秽之品，合而用之，污垢涤除，诸症可去。

玉 容 散

【来源】《古今图书集成医部全录》卷一百三十一

【组成】 皂角 500 克　升麻 120 克　白芷　白及　天花粉　绿豆粉各 10 克　甘松　缩砂　白丁香各 5 克　楮实子 70 克　糯米 450 克

【用法】 以上为末，和匀，常用洗面。

【主治】 面上皯䵳，或生燥疮，或生痤痱，粉刺之类，并皮肤瘙痒，能去垢腻。

【参考】 本方与前方（玉容西施散）比较，仅少茅香、零陵香、防风、藁本等五味，而增缩砂、楮实子二味，则二方

比较，前方侧重于祛除表邪，本方更重清除内湿水气，故临床使用时，应根据患者个体差异选择更适于本人的方剂加以配制。

莹肌如玉散

【来源】《古今图书集成医部全录》卷一百三十一、面门。

【组成】 香白芷 21 克 麻黄去节 6 克 白蒺藜 白及 白丁香 白牵牛 川椒 白蔹各 50 克 升麻 当归梢各 15 克 白附 8 克 楮实子 12 克 白茯苓 9 克 连翘 5 克

【用法】 以上为细末，每月五分多少洗之。

【主治】 面有皯黯，粉刺之类。

【参考】 本方与玉容散、玉容西施散作用相同，药物相似。与前述诸方比较，本方多麻黄、川椒、牵牛子、连翘等品，于散表邪、利水气、温寒、除热诸方面各有防范，因此，祛邪之力略强，对肺风粉刺之类效果尤著。

七白散

【来源】《古今图书集成医部全录》卷一百三十二

【组成】 白蔹 白术 白牵牛 白附子 白芷 白芍 白僵蚕各等分

【用法】 为末，用洗面。

【主治】 治面上皯黯。

【参考】 七白散与《御药院方》七白膏药味相近，除疏风燥湿功效之外，又加入白僵蚕、白芍，白牵牛等祛风活血之品。肺主皮毛，而风邪客之，则面色不光润。白僵蚕入肺经，祛风散寒温行血脉，去皮肤诸风，故能灭黑皯及诸疮瘢痕。诸药相配去面上黑斑、雀斑疗效较好。

第三节 祛疾悦面笺谱

一、内服方

治面皰方（方之一）

【来源】《备急千金要方》卷六

【组成】 枸杞根 5000 克 生地黄 1500 克

【用法】 上二味，先捣筛枸杞根，又捣研地黄，曝干，合筛，空腹酒服方寸匕（3 克），日三服，久服颜如童子。

【主治】 面皰、皯䵟、瘢痣等。

【参考】 面皰即颜面部反复出现良性疱疹性丘疹，三五成群，时发时止，全身症状不明显的症状。类似于现代所云家族性良性慢性天疱疮。主要为内热蕴积，久则伤及阴血，血虚生风所致。故用枸杞根（即地骨皮）滋阴清热，生地黄养血凉血解毒以为治。以酒送药者，意在引药上行，且具发散走表之功力。

治面皰方（方之二）

【来源】《备急千金要方》卷六

【组成】 荠苨 60 克 肉桂 60 克

【用法】 上二味，束之，以酢浆服方寸匕（3 克），日一服，食后。

【主治】 面皰，皯䵟、去黑痣，灭瘢。

【参考】 荠苨又名甜桔梗、杏叶沙参。味甘性寒，能清热、化痰、解毒。肉桂味辛性热，功专温中散寒。二药一寒一热，一甘一辛，合而用之，且以酢浆水送服，则辛散酸收甘缓，适用于气血郁积所致的面部轻浅疾患，《备急千金要方》列举了面皰等四种皮肤病。《太平圣惠方》亦收入本方，但后者药量与本方有异："荠苊60克、桂心1克，捣细罗为散，每服以醋浆水调下3克，日三服。"对比二方可知：本方宜乎阳虚寒凝所致之皯䵟、面皰；后者适用于热毒偏胜之面皰、皯䵟，不可不辨。

治面齇方

【来源】《备急千金要方》卷六

【组成】 木兰皮500克

【用法】 以三年酢浸渍，令没百日，曝干，束之，温酒服方寸匕（3克），日三服。

【主治】 面齇、皯䵟。

【参考】 面齇即面部痤疮，好发于青壮年，又有"青春蕾"之名。多见热郁阳明经，上熏于面而成。木兰皮为木兰科植物辛夷的树皮，味苦性寒，有解毒清热功效。《神农本草经》谓其"主身有大热在皮肤中，去面热赤疱酒皶，恶风癞疾，阴下湿痒，明耳目。"故可治面皶（即面齇）。以醋浸之者，醋有消肿杀恶毒之功；以酒送服者，易达药力于头面也。

牛蒡馎饦方

【来源】《养老奉亲书》上籍

【组成】 牛蒡根500克，切去皮，暴干，杵为面 白米500克，净掏，研

【用法】 以牛蒡根粉和米面作馎饦，入酱油汤中煮熟，加葱、椒、五味，空心食之。

【主治】老人面部中风，口目瞤动，烦闷不安。

【参考】 外风入中面部阳明、厥阴经络，气血运行受阻，

筋肉失濡而挛急，致产生口目瞤动。风热相搏，扰于心胸，以致烦闷不安。治用牛蒡根，走上焦，散风热，消肿毒，主诸风，作馎饦服之，可使面目风热得清，诸症悉能缓解，以保持颜面的健美之态。

口目瞤动，多见于周围性面神经麻痹后面肌痉挛。馎饦，即是汤饼，俗谓长寿面，古制法是将湿面揉搓如大指许，二寸一段，著水盆中，以手向盆边搓使极薄，急用火煮熟即成。

防 风 散

【来源】《圣济总录》卷一百一

【组成】防风50克，去芦头　石膏100克，细研水飞过　小荆子50克　栀子仁50克　荠苨50克　枸杞子50克，微炒　白蒺藜50克，微炒去刺　甘草25克，炙微赤，剉

【用法】捣罗为末，每服8克，温水调下，食后日二。

【主治】肺藏风毒，及过饮成皻疱。

【参考】石膏解肌清热，栀子清热泻火、凉血解毒，防风、白蒺藜祛风，枸杞子滋补肝肾，诸药相合除肺经风热当有效验。治面疱由肺经风热引起者，方证颇为合拍。

黄 连 散

【来源】《圣济总录》卷一百一

【组成】黄连去须750克　木兰皮500克　大猪肚一个去筋膜

【用法】以上三味，将二味捣罗为末，内猪肚中，缝合口，入五斗米甑内，蒸令熟。取出细切暴干，捣罗为散。每服8克，温水调，空心临卧服。

【主治】面皯疱令光白。

【参考】黄连苦寒，有泻火、燥湿、解毒之功效。现代研究证实黄连有明显的抗病菌、抗病毒、抗霉菌、抗原虫等作

用。木兰皮苦寒，"主身有大热在皮肤中，去面热赤疱酒皶。"黄连与木兰皮相配合，清热解毒，药简而力专，主治面生粉刺当有效验。黄连、木兰皮均为苦寒之品，多用可有伤胃之嫌，故以补胃之猪肚佐之，可见用药之周全也。

枇杷叶丸

【来源】《外科正宗》卷四

【组成】 枇杷叶，去毛刺250克　黄芩，酒炒125克　甘草30克　天花粉125克

【用法】 共为末，新安酒为丸桐子大。每服4.5克，食后併临睡，白滚汤、茶汤俱可送下。忌火酒、煎炒。

【主治】 肺风，粉刺，鼻皶初起红色，久则肉匏发肿者。

【参考】明·陈实功说："肺风、粉刺、酒皶，三名同种。粉刺属肺，皶鼻属脾，总皆血热郁滞不散，所谓有诸内形诸外。"枇杷叶丸用杷叶、黄芩清肺泻火肠郁，花粉、甘草除肠胃及血分痼热。若内服同时，再配合真君妙贴散加白附子外敷以消肿解毒、散风除瘢，则疗效将有所提高。

黄芩清肺饮

【来源】《外科正宗》卷四

【组成】川芎　当归　赤芍　防风　生地　干葛　天花粉　连翘　红花各3克　黄芩6克　薄荷1.5克

【用法】水二盅，煎八分，食后服用，酒一杯过口。

【主治】同枇杷叶丸。

【参考】 黄芩清肺饮用生地、当时、赤芍、川芎、红花凉血活血、散瘀血之痹阻，黄芩、天花粉、连翘、干葛、薄荷清肺泄火，解邪毒而散风。本方适用于因血热郁滞不散，外受风热邪毒所引起的肺风、粉刺及酒皶鼻患者。

犀角升麻丸

【来源】《医宗金鉴》卷六十三

【组成】 犀角45克 升麻30克 羌活30克 防风30克 白附子15克 白芷15克 生地黄30克 川芎15克 红花15克 黄芩15克 甘草（生）8克

【用法】 各为细末，合均，蒸饼为小丸，每服6克，食远临卧用茶清送下。

【主治】 雀斑。

【参考】《医宗金鉴》曰：雀斑“生于面上，其色淡黄，碎点无数，由火郁于孙络之血分，风邪外搏”而发。常服犀角升麻丸，可清火祛风，并治一切粉刺、酒刺、皯黯靥子等证。再外用时珍正容散，早晚洗之，以泽其肌，久久自愈。

连 翘 散

【来源】《古今图书集成医部全录》卷一百三十一

【组成】 连翘 川芎 白芷 片黄芩 川黄连 沙参 荆芥 桑白皮 栀子 贝母 甘草各2克。

【用法】 剉作一贴，水煎，食后服，回春，一名清肺散。

【主治】 面生谷嘴疮，俗名粉刺。

【参考】 本方以连翘、黄芩、栀子、黄连清热解毒；以川芎、白芷、荆芥疏风燥湿；以沙参、桑白皮、贝母清肺经积热；以甘草调和诸药。肺胃积热，久蕴不解，积久而化生火热，发于胸面而生粉刺。该方配伍合理，对肺胃积热型的粉刺疗效较佳。

二、外用方

文仲疗皯黯方

【来源】《外台秘要》卷三十二

【组成及用法】

1. 杏仁去皮捣末，鸡子白和涂，经宿拭之。

2. 桃花、瓜子各等分，捣以敷面。

【主治】 面部皯黯。

【参考】 面部皯黯原因很多，但均与局部气血失调，外风热毒侵袭有一定关系。方1所用之杏仁，长于除风消肿，治疗面部皻皰；鸡子白长于清热解毒，治疗皮表疖肿。方2所用之桃花长于悦泽人面，治疗面皰粉刺；瓜子（白瓜子）长于润肤祛风，治疗面部黑皯。因此，用来治疗面部皯黯，都可收到一定效验。在应用时，若面部有疮者，方1较合拍；而黑粗糙者，最好用方2。

现代研究表明，杏仁含扁桃睛，能防止皮肤胶原组织老化。鸡子白含有人体必需的氨基酸、溶菌酶等，对皮肤具有营养和消炎双重作用。两者配合，确是一张保护面部皮肤、使面部返老还童的妙方。

佳验疗面上皻皰皯䵳方

【来源】《外台秘要》卷三十二

【组成】 蒺藜子 栀子人（仁） 豉各2000克 （千金有木兰皮500克）

【用法】 上三味，捣合如泥，以酸浆和如泥，临卧以涂面上，日未出便洗差。

【主治】 面上皻皰皯䵳。

【参考】 皻，音渣，为皻的异体字。指面部红起似疮，浮起著面鼻的小粒。皰，指面疮。皯䵳，指面上黑气。上述面疮和黑气，皆由面部阳明经血分热毒，受风邪郁闭所致。因此用蒺藜子散风行血，豆豉以助其升散；栀子仁凉血解毒，疗皻皰疮疡。若增入木兰皮去臭气，除皮肤之热，疗效当更佳。

白 膏

【来源】《备急千金要方》卷六

【组成】 附子十五枚 野葛45厘米 蜀椒2000克

【用法】 上药切细，以酢渍一宿，以猪膏2000克煎，令附子黄，去滓涂面，日三用。

【主治】 面皶疱、疥、痈、恶疮等。

【参考】 面皶疱即痤疮，俗称粉刺。疥疮，系由痒疥虫引起的皮肤病；痈疮、恶疮，均由外部病菌（中医称邪气）侵扰所致。生附子性味大热大辛，有散寒除湿，走而不守之力。以酢（醋）浸之，则发散之力略缓。野葛辛苦温有毒，尤能祛风攻毒，消肿止痛。蜀椒味辛性热，功善温中散寒，除湿杀虫。外用时取其散寒湿、除郁热、杀虫功效。三药合用可对诸般疮肿有效。野葛又名钩吻，为马前子科植物胡蔓藤的全草。长于治疗疥癞、湿疹、瘰疬、痈肿、疔疮。但有剧毒，只可外用，切忌内服。

治粉刺皯黷方

【来源】《备急千金要方》卷六

【组成】 白蔹7.5克 白石脂3.75克

【用法】 二药捣筛成细末，以鸡子白调如膏，临卧用以涂面，旦用井花水洗。

【主治】 粉刺、皯黷。

【参考】粉刺一名“痤疮”，又称“肺风”，表明中医认为该病由肺经郁热复为风邪所袭造成。多发于青壮年，故又有“青春蕾”、“壮疙瘩”之称。好发于颜面部及胸部等处。初起为针头大小之黑头丘疹，逐渐扩大，可出现红肿、瘙痒、头部蕴脓变化。本方白蔹苦甘辛凉，入心、肝、脾经，故可除肌肉、血分中热，有清热、解毒、散结、止痛之功。现代研究表明，其水浸液（1∶3）在试管中对同心性毛癣菌、奥杜盎氏小芽胞癣菌、红色表皮癣菌等多种皮肤真菌有不同程度的抑制作用。因而对发生于体表的各种疮肿、癣类有较好的治疗作用。白石脂甘酸无毒，有排脓止血，治疮疖痔漏作用，配伍鸡子白甘凉或曰微寒，有很好的润肺利咽，清热解毒之作用。与二药相合，可收清血分热，解毒排脓之功效，故对缓解症状有较好疗效。

菟丝汁涂方

【来源】《圣济总录》卷一百一

【组成】菟丝苗一握

【用法】捣绞取自然汁，涂面上，不过三五次效。

【主治】面粉皶。

【参考】菟丝苗味甘苦，性平，有清热凉血、利水解毒之功，鲜菟丝苗捣汁功效尤著，故涂面三、五次即可治疗痤疮。

孙仙少女膏

【来源】《鲁府禁方》卷四

【组成】黄柏皮9厘米　土瓜根9厘米　大枣七个

【用法】上同研细为膏，常早起化汤洗面，以之洗浴尤妙。

【主治】面皰、痤疮等。

【参考】本方适用于内热上熏于面所致的粉刺、疮疖、面皰等症。其中黄柏苦寒清热燥湿，泻火解毒；土瓜根甘凉，红土瓜根凉血止血，故可治疮疖，白土瓜根清肺，亦可清解颜面部热毒。大枣肉和药养血，滋润皮肤。常以之洗面，诸疮疖皰等无不平复，故可令颜光滑洁净，故名其方曰“少女膏”。且本方药味轻少，价格低廉，是可以为广大人民所乐于接受的方药。

肥皂方

【来源】《鲁府禁方》卷四

【组成】肥皂角875克，去核　真排草45克，如铁线者佳绿升麻120克　白及15克　楮实子75克　天花粉15克　甘菊花15克　红枣肉45克　零陵香15克　大片脑10克　藿香10克　广木香90克　官粉45克　白丁香7.5克　梅桂21克　南桂花45克　杏仁45克，去皮，研如泥　猪胰子五具，另研

【用法】上药为末，加蜂蜜250克，金酒一盅，调所捣药末为丸如龙眼大，照常洗面，以水润开搽脸，久用斑滞自消，面色如玉。

【主治】专治粉刺、雀斑，面上黑䵟，皮肤瘙痒。可去垢、润肌。

【参考】《鲁府禁方》是明代"医林状元"龚廷贤纂辑的鲁王府内收藏的秘方，其方组织严谨，疗效可靠，如本方以上好皂角为主药，皂角内服可祛风涤痰，外用有涤除油垢作用，这是与其中富含皂甙分不开的。绿升麻是升麻的变种，除普通升麻的升阳、发表、透疹、解毒之功外，实验证明，尚对黄癣菌等皮肤真菌有抑制作用，故绿升麻用量仅次于皂角，亦是清洁颜面、保护肌肤之要药。真排草有祛风湿、理气除烦、提神醒脑之能，并能祛除颜面雀斑；楮实子治水气，补虚劳，且其性滑润；再伍以众多芳香辟秽之药，自然可去垢、润肌、除斑䵟粉刺等等。

加味真君妙贴散

【来源】《外科正宗》卷一

【组成】明净硫黄1000克，为末　荞面　白面各500克　白附子适量

【用法】 共一处，用清水微拌，干湿得宜，木廂内躧成面片，单纸包裹，风中阴干收用。临时再研极细，用新汲水调敷。如皮破血流、湿烂疼苦等症，麻油调搽。

【主治】 肺风粉刺，染布青汁调搽。

【参考】 肺风粉刺也叫青春粒，现代医学称为寻常痤疮。此病常自发育期开始发生，好发于颜面、上胸和背部等皮脂腺发达的部位。基本病变为位于毛囊口的针头大小黑头丘疹，在发展过程中可产生丘疹、脓疱、结节、囊肿、脓肿及疤痕等多形性皮损，这些皮损属于血分热毒为风邪所郁而成，可用加味真君妙贴散调搽。真君妙贴散用硫黄白附子散风除湿，解毒敛疮，荞、白二面凉血散血、消肿止痛，染布青汁有凉血解毒之效，若再加麻油以润之，可减少对皮肤的刺激性，适用于肺风粉刺丘疹疼痛及化脓之症。

玉 肌 散

【来源】《年希尧集验良方》卷四

【组成】 真绿豆粉 250 克　滑石粉 30 克　白芷 30 克　白附子 15 克

【用法】 共研细末，每晚睡前洗净面部，拭干，以末敷之，晨起洗去。

【主治】 雀斑、酒刺、白屑风、皮肤痒。

【参考】 本方是美容、护肤、兼治颜面皮肤病的方剂。方中绿豆粉占主要份量，滑石粉次之，白芷、白附子又次之。绿豆粉甘凉无毒，却善解多种热毒、药毒、酒食毒、痈肿疮毒等等。本方以善解诸毒的绿豆粉为主药，故有较广泛的用途。方中滑石除有清热利湿解暑气的功效外，尚有赋予该散以光滑、细腻之感的作用。白芷、白附子祛风散寒，起到驱散外邪、止痒的作用。本方诸药极其简便易寻、价格低廉，易于调配，适应证又广，因此是广大农村、山区美容治病的好配方。

悦泽面容方

【来源】《年希尧集验良方》卷二

【组成】千叶白桃花瓣不拘多少

【用法】春日采之，揉烂敷面，极佳。

【主治】痤疮。

【参考】桃花有红、白两种。粉红色者含山奈酚、香豆精等物质；白桃花则含三叶豆甙。从中医角度论，赤色者入血，治血破血力强；白色者入肺，利水、通便、悦面色之功偏优。本方即以白桃花瓣，揉烂敷面，可治面部痤疮疖肿，其他部位长疮，亦可用之。《肘后方》载："治足上瘑疮，桃花、食盐等分，杵匀，醋和敷之"，即是治足疮实例。然治疮宜用红桃花，美容养颜用白桃花。

治面上生黑点如疥方

【来源】《年希尧集验良方》卷四

【组成】鹿角一支　猪脂适量

【用法】鹿角烧灰存性，猪脂炼油调涂患处，日三。

【主治】面上生黑点如簇，如痒者良。

【参考】该病多发于青少年，起病较急，数日或十余日间可由一个发展至数个，以中间略大者为中心成簇分布，痒，程度轻重不等，常无其他明显病理体征及症状。西医一般外科挑刺处理。中医以其色黑而痒，属风属寒。本方鹿角味咸性温，归肝、肾二经，能逐邪恶毒气留于血分者。故以之烧灰为末径涂患处，取其温散之性。猪脂性凉，滋阴润燥，除少阴客热，与鹿角灰末合用，使前者易于发挥作用。

时珍正容散

【来源】《医宗金鉴》卷六十三

【组成】 猪牙皂角 紫背浮萍 白梅肉 甜樱桃枝各30克

【用法】 焙干，兑鹰粪白10克，共研为末。每早晚用少许，在手心内，水调浓搓面上，良久以温水洗面。用至七八日后，其斑皆没，神效。

【主治】 雀斑。

【参考】此方为外用药，与内服药犀角升麻丸配合使用，用以治疗雀斑。方中浮萍辛寒，透达表里，可将皮里膜外之风邪透于肌表，调和营卫，疏风止痒，调和气血，治疗白癜风及其它色素脱失症有一定效果。樱桃枝甘温，“主调中益脾气”，“治一切虚证，能大补元气，滋润皮肤。”皂角洗垢腻，鹰粪白去面皰䵟黯。白梅肉，古人多用以和药，“以点痣蚀恶肉”。全方浮萍与樱桃枝相配伍，可调和气血，大补元气，滋润皮肤；皂角、鹰粪白配合起到洗垢腻、去䵟黯作用。常以此散洗面，而使雀斑皆没。

涂面方

【来源】《古今图书集成医部全录》卷一百三十一·面门

【组成】 猪苓 麻黄 桂枝 白蒺藜 白蔹 白附子 连翘 防风 白芷 当归身 白及 升麻根各等分

【用法】以上为末，洗面用之，临卧调少许，涂面上。

【主治】涂䵟黯，不令生疮。

【参考】 本方以祛除外邪之药为主，故适用于由风寒外束，内邪不得宣泄所致的色素沉着、黑气布面之症。以其祛邪力强，故可预防疮疖的发生，亦是保护皮肤之一法。

第三章

五官美容笺谱

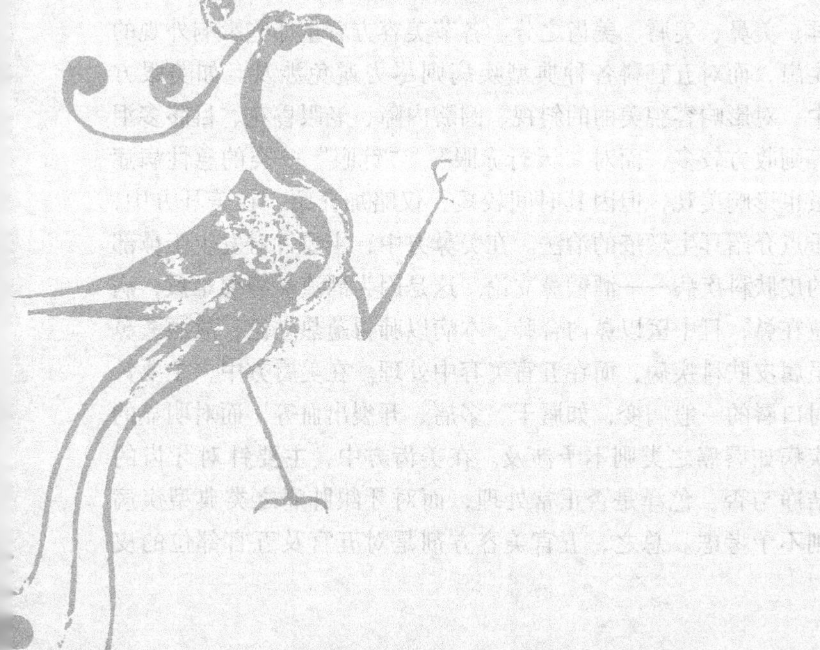

第一节 概 述

五官美容，是指对眼部、耳部、鼻部、口唇、牙齿等器官和部位上的影响瞻观效果的疾患进行治疗的各种措施，以达到美容目的。现代美容术，往往借助于手术方法对五官或皮肤赘生物加以矫形和处理，而古代的中医美容，则主要通过药物的内服、外涂、洗浴来达到相同目的，因而不可避免的有某种程度的局限性。然而，中医美容，通过对五脏精血津液之濡养，六腑实邪之涤荡，以及对周身经络气血之疏导，达到祛疾、除垢、保护五官之目的，它的疗效是显著的。不仅如此，中医药美化五官，还与养生防病，延年益寿并行，因而日益受到世界人民的重视与喜爱。

五官美容因影响瞻观效果的病症出现部位而有美眼、美耳、美鼻、美唇、美齿之分。各节美容方着重那些影响外观的疾患，而对五官科各种典型疾病则尽力避免涉及。如美眼方中，对影响容貌美丽的斜视、圆翳内障、老眼昏花、目眵多泪等则收方较多，而对“天行赤眼”、“针眼”一类的急性病症虽也影响美观，但因其时间较短，仅略加介绍。在美耳方中，重点介绍耳生烂疮的治法。在美鼻方中，主要针对发生于鼻部的皮肤科疾病——酒糟鼻立论。这是因为酒渣鼻缠绵难愈，病位在鼻，且中医以鼻内合肺、本病以肺胃蕴热立论，故酒渣鼻虽属皮肤科疾病，而在五官美容中处理。在美唇方中，主要针对口唇的一般病变，如唇干、多屑、开裂出血等，而对明显的疾病如唇癌之类则不予涉及。在美齿方中，主要针对牙齿的洁净与否、色泽是否正常处理，而对牙龈肿痛之类典型疾病则不予考虑。总之，五官美容方剂是对五官及五官部位的皮肤加以美化的措施，因而与五官科疾病的治疗有一定的联系和区别。

本章共收美眼方 12 首；美耳方 2 首；美鼻方 10 首；美唇方 10 首；美齿方 24 首；共计 58 首。临床可结合需要美化的部位及所患疾病，酌情选取。

第二节 美眼方笺

一、内服方

防风散方

【来源】《太平圣惠方》卷三十二

【组成】 防风去芦头 芎䓖 川升麻 犀角屑 羚羊角屑 赤芍药 前胡以上各 15 克 细辛 秦皮 朱砂细研 甘草炙微赤剉各 0.3 克 牛黄 6 克细研

【用法】 上药，捣罗为散，入牛黄、朱砂，都研令匀，每于食后，煎地黄汤，调下 3 克。

【主治】 治眼赤肿痛，多眵泪。

【参考】 本方可退上焦壅热，止痛消肿。

大黄散方

【来源】《太平圣惠方》卷三十二、治针眼诸方

【组成】 川大黄剉碎微炒 黄连去鬚 兰叶 川朴硝各 30 克 川升麻 决明子微炒 黄芩 栀子仁以上各 1 克 甘草 15 克炙微赤剉

【用法】 上药，捣粗罗为散，每服 9 克，以水 200 毫升，

煎至六分，去滓。每于食后及夜临卧，温服。忌炙煿油腻面生果。

【主治】 治风热毒气，忽冲眼睑，生如米豆，名曰针眼。或白睛似水泡，疼痛，不可睡卧。

【参考】 针眼，也称麦粒肿、睑腺炎。为睫毛根部皮脂腺发生小脓肿所致。起病后，睑缘有局限性红肿、疼痛和触痛。如疖发生于眦部，则常引起球结膜水肿。病起后数日，肿处顶端显灰黄色。溃破后，脓出，肿消退。中医认为本病是脾胃蕴积热毒，上攻于目而成。宜泄热解毒为治，服本方即可达此目的。由于过食煎炸油腻生冷均易损伤脾胃，生湿化热，使湿热内蕴。因此炙煿油腻面生果为所忌。

明目令发不落方

【来源】《医方类聚》卷六十五

【组成】 槐子二千枚

【用法】十月上巳日，收槐实，置新净瓮中，以盆密封瓮口，二十天后启封，洗去皮肉，取槐子。从每月阴历初一至初十，日加一粒，至初十计服五十五粒；自十一至二十日，复从一粒始，逐日增至十粒。下旬十日亦同。一月共服一百六十五粒。遇小月则少服最后十粒。一年计服一千九百二十粒。

【主治】 明目、驻颜、令发不落。

【参考】 槐实苦寒无毒，《本经》谓其主治“五内邪气热”，《医林纂要》谓其“泄肺逆，泻心火，清肝火，坚肾水”，故可清肝明目、除头脑心胸间烦热、凉大肠、润肝燥。是以久服可以明目、益气、驻颜、令发不白、不落。但因本药味苦性寒，故不宜多服。本方服法从农历月初始服一粒，二日二粒，三日三粒，至十粒复又减为一粒，其意在祛五内邪热而不伤脾胃，如此则可常年服食。《梁书》载庾肩吾常服槐实，年七十余，发鬓皆黑，目看细字，即其验也。

另一说法，将十月所采槐实入冬月牛胆汁中，渍透，取出后阴干百日，每食后吞一粒（计一日三粒），有效。

圣济总录防风散

【来源】《医方类聚》卷六十九

【组成】 防风 60 克　菊花 125 克　蒺藜子（炒）30 克　恶实（炒）31 克

【用法】 上药，捣罗为散，每服 10 克，食后以温水调服，日三次。

【主治】 肝风目睛不正，视物偏斜。

【参考】 本方所治为肝风目睛不正，视物偏斜之症。方中恶实即是牛蒡子，四药以祛风为主，故宜用于外风所致、病初起的患者，且须体质壮实者为宜。

羚羊角汤

【来源】《医方类聚》卷六十九

【组成】 羚羊角 31 克　防风 31 克　赤茯苓 31 克　人参 31 克　五味子 31 克　知母 31 克　茺蔚子 31 克　黄芪 31 克

【用法】 上药，粗捣筛，每服取 10 克，加水 200 毫升，煎至大半碗，去滓，食后临睡前服。

【主治】 目偏视。

【参考】 目偏视者，俗呼为“斜眼”，乃因控制眼球运动的神经或肌肉功能失常所致。常见有单眼斜视、双眼斜视、内斜、外斜等情况，影响容貌美观。中医对此症的认识为脏腑内虚而外受风邪，风邪偏中，牵扯目睛造成。有自幼而得者，亦有年长方病者。治之之法，初起偏重疏风清热，养血平肝；病久者侧重补益五脏。如本方以人参、黄芪、知母、五味等大补气血，羚羊角、茺蔚子清肝明目，防风疏散外风，赤苓淡渗湿热，使外邪内消外解，则斜视可冀得痊。对斜视明显且病程久远者，近年多取手术矫正法，效果确定可靠。

半 夏 汤

【来源】《医方类聚》卷六十九

【组成】 半夏31克 细辛31克 前胡62克 枳壳麸炒62克 乌梅肉15克

【用法】 上药，粗捣筛，每服16克，以水一盏半，入生姜一块约如红枣大小，拍碎，同煎至大半碗，去滓，食后临睡服。

【主治】 针眼。

【参考】针眼之病，以睑缘红肿、间或化脓为主要表现，多发生于睑近眥（大眥或小眥）处，初起形如麦粒，或痒或痛，局部肿起，故又称"麦粒肿"。中医认为系由风热客于目胞，津液壅塞所致。故以半夏为君，宣壅破结，佐以前胡、细辛疏风通络，枳壳麸炒，理气而不伤正，乌梅收敛，以防该药发散太过，起反佐之效。生姜散水气，亦起监制半夏的作用。风去结宣，肿痛即消。

麦 冬 汤

【来源】《医方类聚》卷六十九。

【组成】 麦冬去心46克 旋覆花46克 木通46克 大青46克 茯神31克 黄连31克

【用法】上药，粗捣筛，每服16克，水300毫升，煎至七分，去滓，入地黄汁半合（10毫升），芒硝末1.5克，更煎三、四沸，食后临卧温服。

【主治】针眼，三五日间生脓汁者

【参考】 针眼治疗及时可不化脓。有治疗不及时或内热壅盛者，三五日间亦可成脓。脓少肿不甚者脓去可愈。脓多、肿甚伴明显痛感者，为脾胃热盛，上蒸胞睑所致，宜以本方治之。方中生地黄汁凉血解毒；麦冬养阴清热；黄连、木通、大青均有清热泻火解毒之功；旋覆花体轻性降，专引上部火势下引，芒硝荡涤胃肠积热，合之邪热无存，邪不上蒸，眼睑肿痛自去。

五 参 散

【来源】《医方类聚》卷六十九、眼门六（圣济总录）

【组成】 苦参 31 克　沙参 31 克　枳壳去瓤麸炒 31 克　丹参 31 克　玄参 31 克　紫参 31 克　蒺藜子炒去刺 62 克

【用法】 上药焙干，捣罗为散，每服 6 克，日二次，空心，温酒调服。病甚者，可日服三次。

【主治】 风毒攻目，目赤痛，久不瘥者。

【参考】 目赤肿痛，久久不愈则影响容颜美观。治之之法，以五参散最为平和稳妥，疗效可靠。盖风目为肝之窍，风毒攻目，必致肝气横逆，上逆而不下。而病久不瘥，目赤肿痛，病必涉及白睛（气轮属肺）、眼睑（肉轮属脾）、大小眦（血轮属心），病久者必及黑睛（属肝）、瞳子（属肾），导致肝肾两虚，阴虚火旺。五参散以白蒺藜为君，辛散苦泄，轻扬疏散，既可散肝经风热，又可疏肝解郁、行气破血。紫参入肝经血分，散瘀血；沙参润肺、补肺阴之不足；苦参清热燥湿，治脾胃积热；丹参入心经，活血化瘀，兼养心血；玄参入肾，滋阴降火，伍以枳壳行气健运，使该药补而不滞，祛邪而不伤正。方用散剂，轻者日二服，温酒调下，使药力轻虚上行，且有发散之力。

夜光育神丸

【来源】《医方类聚》卷七十

【组成】 熟地黄酒浸　远志捣去木　牛膝　菟丝子酒浸　枳壳麸炒　地骨皮　当归

【用法】 以上七味，各等分，逐一秤过。除酒浸者外，余五味锉细，每300克用无灰酒1200毫升浸三宿，取出后与熟地、菟丝子同上文武火焙干，为末，炼蜜为丸，如梧桐子大（约3克），每日空心盐酒下三十丸，如不饮酒，盐汤下亦可。

【主治】 眼昏、健忘、面色衰。

【参考】《素问·五脏生成论》曰：“该脉者皆属于目”，《灵枢·大惑论》曰：“五脏六腑之精气，皆上注于目而为之精”；《灵枢·邪气脏腑病形》篇云：“十二经脉，三百六十五络，其血气皆上于面而走空窍”，是以人老或病导致五脏精衰，气血大亏。常可同时出现视物昏花、耳听不聪、面色憔悴、神疲健忘等现象。今熟地补肾填精，远志助心阳、安神益智，菟丝子平补三阴；当归养血活血，佐以枳壳、地骨皮理气除蒸，使诸药补而不呆，牛膝引药下行专益肝肾，如是则五脏得补，虚热可除，精血内生，外则可见颜色润泽。

决明子散

【来源】《重订严氏济生方》眼门

【组成】 黄芩 甘菊花去枝梗 木贼 决明子 石膏 赤芍药 川芎 川羌活去芦 甘草 蔓荆子 石决明各30克

【用法】 上为细末，每服3克，水200毫升，生姜五片，煎至六分，食后服。

【主治】 治风热毒气上攻，眼目肿痛，或卒生翳膜，或赤脉弩肉，或痒或涩，羞明多泪，或始则昏花，渐成内障，但是一切暴风客热，皆宜服之

【参考】 本方疏风清热凉血，以治因于风热引起之目疾。

二、外用方

琥珀散方

【来源】《太平圣惠方》卷三十三

【组成】 琥珀15克 珍珠末30克 珊瑚15克 朱砂15克 硇砂15克白者 马牙消15克 乌贼鱼骨15克先于粗石磨去其涩用好者3克

【用法】 上药，都入新钵内，研三日，令极细，每日三五度点之。

【主治】 治积年瘀肉翳障。

【参考】 瘀肉翳障，即“胬肉攀睛”、“翼状胬肉”病症。任何原因持续地长期刺激结膜所致。在对睑裂的球结膜上形成三角形膜（内眦为多），并逐渐向角膜中央伸展，此即翼状胬肉。其头部（三角形膜在角膜上的尖端）为灰白色。如有隆起，而且胬肉其它部分肥厚和富有血管时，即是胬肉扩展的特征。如胬肉继续进展而遮盖角膜中央，则可影响视力。即成瘀肉翳障。当胬肉变为停止性时，即头部变平，血管消失，成为一灰白色薄膜。

本病多因心肺二经风热壅盛，经络瘀滞；或脾胃湿热蕴结，血滞于眦部所致。本方是以点药外治，以除瘀肉翳障。方中琥珀、珊瑚均甘平无毒，可散瘀、去翳明目。《玉楸药解》言琥珀“凉肺清肝，磨障翳”。《唐本草》谓珊瑚“主宿血，去目中翳”。珍珠，甘咸寒，可“治眼中翳障白膜”（《药性论》）。诸药皆为去翳明目之常用药。更配硇砂之“破结血”以“去目翳胬肉”，从而使去翳之力更强。马牙消即朴硝煎炼而成，功同芒硝。能泄热通腑，除五脏积热伏气。“末筛点眼赤，去赤肿障翳濇泪痛。亦入点眼药中用”。乌贼鱼骨（海螵蛸），除湿，亦能“治眼中热泪及一切浮翳，研末和蜜点之”。朱砂、甘凉，润心肺明目。诸药配伍，能使热毒清，瘀血散，翳去目明。

治眼赤烂方

【来源】《太平圣惠方》卷三十二

【组成】 胡黄连　甘草炙微赤剉　黄连去须　黄蘗剉各15克　蜜60克　灯心1.25克　淡竹叶一握用水洗过　龙脑3克研细

【用法】上药除龙脑蜜外，捣筛为散，用雪水600毫升入蜜，于银铛内，煎至700毫升滤去滓，候冷，入龙脑，用瓷瓶子盛，不计时候，点之。

【主治】 肝肺壅热，眼圆赤烂肿痛或生翳。

【参考】此为眼疾外治法之一，点眼用药方。有清热解毒明目之效。

洗风赤眼肿痛方

【来源】《太平圣惠方》卷三十二

【组成】 青盐0.3克　决明子30克　柴胡30克去苗　秦皮30克　防风30克去芦头　蛇衔草30克　生干地黄60克

【用法】上药，细剉和匀，以水600毫升，煎取400毫升，滤过，每煖60毫升，洗眼。

【主治】 治眼风赤

【参考】风赤眼，即指“天行赤眼”，也即今之急性结膜炎。轻者仅眼睑结膜和穹窿结膜肿胀和充血，球结膜可能正常。重者则球结膜有网状充血、水肿或杂有出血小点甚至血块，眼睑亦常有红肿。眼有分泌物，粘液性或脓性。晨间醒来，眼睑常为分泌物所结合。轻症病人有眼内瘙痒和异物感；重者则眼睑坠重、灼热和畏光。角膜受累，则有疼痛。本病系为细菌感染所致，常在春秋二季流行。中医认为本病多为风热之邪，突从外袭，风热相搏交攻于目，猝然而起。以疏风清热，泻火解毒法治疗。本方为外治法用方。方中决明子，性味甘苦咸微寒，清肝明目。用于肝胆郁热而致的目赤涩痛，羞明多泪，为眼科常用药。如《本草求真》谓其：“除风散热。凡人目泪不收，眼痛不止，多属风热内淫，……故为治目收泪止痛要药。”秦皮，《药性本草》言：“明目，去目中久热，两目赤肿疼痛，风泪不止；……煎水澄清，洗赤目极效”。蛇衔草亦为清热解毒之品，治“痈肿赤眼”。生地黄清热凉血，可去血分壅滞。全方配伍以凉血祛风清热解毒。

拨去散

【来源】《太平惠民和剂局方》卷之七。

【组成】 羌活　防风　柴胡　甘草炒各500克。

【用法】 上为末，每服6克，水300毫升，煎至七分。食后，临睡时服，薄荷茶调，菊花苗汤下亦得。忌腌藏、鲜酱、湿面、炙煿、发风、毒物等。

【主治】 治男子妇人风毒上攻，眼目昏暗，翳膜遮障，怕日羞明，多生热泪，隐涩难开，眶痒赤痛，睑眦红烂，瘀肉白睛。

【参考】 眼与脏腑有着密切的关系，五脏六腑之精气通过经络上注于目，故有“眼通五脏，气贯五轮”之说。眼睑属脾胃，睑眦红烂，眶痒赤痛，多由脾胃湿热蕴积，夏感风邪，使风与湿热相搏，停於睑内而生诸症。因其症痛痒难忍，频喜揉试，久则睫毛稀疏不整，脱落不易再生，以致睑弦变形，影响美容。甚则并生翳膜，影响视力。拨云散中，羌活、防风、柴胡能祛风胜湿，宣畅气血，配以薄荷、菊花清轻凉散，疏风除热。服此平和轻剂，以散风除湿清热，使风热清而湿邪除，则睑眦无痒痛之苦，云翳无产生之由。

无名散[①]

【来源】《医方类聚》卷七十

【组成】 穿山甲炒黄色　蛇脱皮　地龙各等分

---

① 原方无名，故自拟为“无名散”。

【用法】共为细末，口内噙水，随病左右，吸药末于鼻孔中，即效。左眼倒睫嗃左鼻，右眼倒睫嗃右鼻孔。

【主治】拳毛倒睫

【参考】睫毛生于睑上，眼睑病风弦赤烂，或病沙眼，久之可使睫毛弯曲、内倒，刺激眼球，产生疼痛，亦影响美观。拳毛倒睫的产生，主要责之于脾胃。脾胃风热内蕴，病久及络所致。故以穿山甲、地龙咸寒之品清热散风通络。穿山甲性善走窜，功专行散，内通脏腑，外达经络，直达病所，配伍蛇蜕外托发散之功愈强，脾胃内热清除，胞睑之络通畅则睫不内弯，亦不内倒。

治眼神方

【来源】《医方类聚》卷七十

【组成】楮树枝尖不拘多少

【用法】取造纸所用楮树枝之嫩尖，不问长短，洗净，晒干（或焙干），去皮毛，烧存性，汤洗取澄清汁，密绢滤过，不可令有渣滓，日洗五六次，不可仓促急躁，久日自验。

【主治】失明。

【参考】楮树一名谷树，其皮、叶、枝茎、实均可入药。楮实甘寒，楮叶甘凉，楮树白皮甘平，则其嫩枝性味亦在甘凉，甘平之间。功可祛风、逐水。陶弘景《名医别录》谓煮汤洗浴，可治瘾疹。《外台秘要》、《圣惠方》均载楮枝有祛头风、疗眼病之效。《经验秘方》称此方为“治眼神方”，云“武陵张元老尝患眼失明”，得本方洗愈。又载某妇女患眼三十年，用此一年而安。《简奇方》、《本草纲目》均有记载，可知此方确对失明有一定疗效。

眼中倒毛方

【来源】《福济全珍》头面病

【组成】 木别（鳖）子一个，去壳，为末

【用法】 以绢裹末塞鼻，左目睫倒塞左，右睫倒塞右，三日后其毛自出。

【主治】 倒睫。

【参考】 拳毛倒睫，是由于上下胞睑睫毛倒入，内刺睛珠，以致涩痛流泪，羞明难开，歪头侧视，影响眼部美容的病症。此病大都因椒疮、粟疮（砂眼）经久不愈，气血瘀滞，眼眩筋脉挛急致成。故方用木鳖子塞鼻，以消散血分之瘀热，舒展筋脉之拘急，从而使倒睫得以向愈。

第三节 美耳方笺

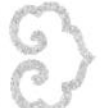

鸡头实粥方

【来源】《太平圣惠方》卷第九十七

【组成】 鸡头实三合。

【用法】 上煮今熟，去壳，研如膏，入粳米一合，煮粥空腹食之。

【主治】 益精气，强志意，聪利耳目。

【参考】 此为一张食疗方。鸡头实，即芡实。其性味甘平涩，具有补脾止泻，固肾涩精作用。脾肾健，精气足，故意志坚，耳目聪利。

治耳生烂疮方

【来源】《本草纲目》卷十一

【组成及用法】 枣子去核，包青礬煅研，香油调敷之。

【主治】 耳生烂疮。

【参考】 耳生烂疮系指耳壳生疮赤烂，此起彼伏，缠绵难愈。此病属湿疹之类，影响耳部的美观。病由三焦湿热之毒攻注引起，治疗宜外敷内治并重。本方源自《摘玄方》，主药为青礬。青礬又名绿礬、皂礬，为硫酸类矿物水绿礬的矿石或化学合成品。它的主要成分是硫酸亚铁，常含铜、铝、镁、锌等杂质。本品味酸涩性凉，具有燥湿化痰、解毒敛疮之功，用于湿疮疥癣尤效。枣子在这里作为辅助之品，起到和百药毒、调和营卫、收湿敛疮的作用。故二药配伍，再以香油调敷，减少刺激性，对耳生烂疮有较好的疗效。内服方若采用龙胆泻肝丸，效验将更显著。

第四节 美鼻方笺

一、内服方

栀子丸

【来源】《医方类聚》卷七十八

【组成】 栀子仁6000克 豉6000克 大黄180克 木兰皮15克 川芎120克 甘草120克

【用法】上六味，为细末，炼蜜合丸，如梧桐子大（3克），初服十丸，日三，渐加至十五丸。

【主治】 酒皶鼻。

【参考】 酒皶鼻皆因肺热上熏，兼有湿邪留滞所致。肺气通于鼻，肺与大肠相表里，二经湿邪郁热上蒸，故使鼻头独生赤疱。治之应清肺宣热，上开下达方可效奏。本方栀子、豆豉为君，正仲景栀子豉汤宣散胸中郁热之意；

伍以大黄、甘草，祛瘀生新，清泄热毒；木兰皮味苦性寒，专主身大热在皮肤之疾，为治面热赤疱酒皶疾之要药。川芎活血行气，与上药配合消疮肿更有效验。然体不实、胃不健者慎用。

酒皶赤鼻效方

【来源】《医方类聚》卷七十八

【组成】 子黄芩　鸡爪黄连　黄柏　大黄减半　山栀子各等分

【用法】 三黄、栀子等分，大黄减半，共为细末，滴水为丸，食后，每服三十丸，米饮送下。

【主治】 酒皶鼻属实热壅遏者。

【参考】 酒客饮酒过多，年久热湿熏蒸，鼻赤至紫，或有脓点散生。大便干秘，或溏软不型，治之可用此等苦寒泻热燥湿之剂。米饮送服者，意在护胃扶正也。其用更应量人体质酌予增损，不必定以“三十丸”为准。

凌霄花散

【来源】《医方类聚》卷七十八

【组成】 凌霄花　山栀子等分

【用法】 上药为末，每服6克，食后茶调下，日二次。体虚者量酌减。

【主治】 酒皶鼻。

【参考】 酒皶鼻多由肺胃积热上蒸，复遇风寒外束，致使血郁结聚于鼻，或因饮酒过度，酒蕴熏蒸而成。是以治疗本病以清泻肺胃积热、凉血和营及表散外寒为法。凌霄花味辛性寒，功专破瘀血、泻血热；栀子为清泻上中下湿热之要药，对於湿热蕴蒸于上所致的鼻衄、鼻赤疱（即酒皶鼻）有效好疗效。茶水调下，更利药效上行。但本药药性偏寒，宜乎体魄健壮、病机实热者，体虚者短时服之，量亦酌减。

治红皶鼻方

【来源】《鲁府禁方》卷二

【组成】升麻5克　丹皮5克　大黄5克　黄连3克　当归3克　葛根3克　生甘草2克　白芍2克　薄荷1.5克　赤小豆3克　面一撮

【用法】上药剉，每服以水200毫升，煎至100毫升，去滓徐服，不以时，日一剂。

【主治】酒皶鼻。

【禁忌】忌蒜、椒、酒。

【参考】红皶鼻，俗称“酒皶鼻”，又名鼻齄、肺风、齄鼬、赤鼻、酒糟鼻等等。以鼻部红肿为主要表现，病因由肺胃积热上熏于肺而复受风寒所致。本方大黄、黄连、葛根、甘草清热解毒；丹皮、赤小豆凉血活血，配以薄荷、升麻等疏风散邪，正可以发郁热，除外邪。本方配伍严谨，药力平和，服之多日，可以奏效。

栀子仁丸

【来源】《重订严氏济生方》鼻门

【组成】栀子仁不拘多少。

【用法】上为细末，溶黄蜡等分为丸，如梧桐子大，每服二十丸，食后空心，茶酒嚼下，半月效，忌酒炙煿。

【主治】治肺热鼻发赤瘰，俗名酒皶鼻。

【参考】栀子苦寒，清热凉血，泻火解毒，故适用于肺胃实热壅滞造成的酒皶鼻。现代药理研究证明：栀子水浸液在试管中对许兰氏黄癣菌、腹股沟表皮癣菌、红色表皮癣菌等多种真菌有抑制作用，因而对皮肤病有治疗、保护作用。

二、外用方

酒皶鼻方（方之一）

【来源】《医方类聚》卷七十八

【组成】 硫黄　白矾等分

【用法】 上二味，等分为半，用水茄子汁调涂。

【主治】 酒皶鼻。

【参考】 酒皶鼻为独见于鼻准（头）及鼻翼部的皮肤病，初期鼻头部油腻赤肿，逐渐外浸，中期红肿处复有红丝盘绕，甚者可有针头大或米粒样脓疹，可有轻微的痒痛症状，亦可无明显感觉。病久红肿渐成紫褐色。后期，鼻端皮肤肥厚，成为鼻瘤，影响容颜美观。本病病机，由肺胃积热熏蒸，复为寒邪所束造成，亦与饮酒过多有关。治疗以发散风寒、清泻积热为主。本方硫黄酸温，李时珍谓其“秉纯阳之精”赋大热之性，能补命门真火不足，且其性虽热而疏利大肠”（见《本草纲目》石硫黄条），大肠与肺相表里，大肠疏利则肺气不壅，热不上蒸，而疾可愈。且硫黄性热亦可温散寒邪，伍以白矾，解毒杀虫、收湿止痒；配以茄汁，甘寒无毒，散寒除热，外用消肿。故可治本病。然本病极难彻底治愈，外敷、内服兼施，又须注意饮食，不可贪嗜酒类及辛辣食品，乃可望愈。

酒皶鼻方（方之二）

【来源】《医方类聚》卷七十八

【组成】 生地　当归　赤芍　川芎　陈皮　红花　酒炒黄芩　炒五灵脂末

【用法】 上药除五灵脂末外，各等分，水煎取汁，入好酒数滴，调五灵脂末 3 克服，日二三服，外用桐油约 30 毫升，加黄连10克，以天吊藤烧令油熟，放冷频频涂之。

【主治】 酒皶鼻。

【参考】 酒皶鼻外症红肿，自来辨证多以实热、湿热、寒包火责之，然久治不愈者，多兼虚也。热蕴耗血，病久血虚。故本方以四物汤加味凉血、养血、兼以活血为立方之本，辅以清肺热之酒芩，活血化瘀的五灵脂，并以好酒反佐以达病所且助药力，亦不失治皶之良方也。

敷涂药

【来源】《医方类聚》卷七十八

【组成】 上等硫黄

【用法】 为末，冷水调，夜间敷鼻上，晨起去之。

【主治】 酒皶鼻。

【参考】 皶鼻为外寒郁遏内热所致，而硫黄性温、有毒，为补火助阳之品，于本病似有不宜。但硫黄细末以冷水调之，夜间敷于鼻，则冷水可为反佐，以破阴寒，使寒不外束，则内热易清。硫黄且有发散、杀虫之用，寒邪既除，郁热发散，局部感染清除，其病可愈。本药唯于夜间用之，有人谓"免妨见人"，其实，意不仅此。因硫黄性温有"火中精"之称，白昼阳升，将助药之热性，则于本病之内热病机不宜。故以硫黄末治皶鼻者，多须配伍清热、活血的栀子、乳香、矾石、茄汁之类，亦有配用轻粉者，盖源于此。

赤鼻久不瘥方

【来源】《鲁府禁方》卷二

【组成】 大黄 芒硝 槟榔等分

【用法】 三药等分为面调敷患处，日三四次，洗净后，再用银杏嚼烂敷之。

【主治】 酒皶鼻日久不愈。

【参考】 酒皶鼻是一种慢性、较为难愈的疾患。虽无大痛苦，但于颜面中央红赤肿起，影响容貌美观。赤鼻久不愈时，多由内热积甚，故用大黄、芒硝、槟榔直敷患处，大黄有清热泻火之功，又可祛血分之瘀热；芒硝润燥软坚，外用消肿止痛；槟榔下气破积行水。三药合用，可清内热，涤积邪，消肿凉血。白果又名银杏，入肺经，尤擅清肺胃浊气，敛肺气。故于三药清解之后复以生白果仁嚼烂外敷，于鼻皶有效验。

颠倒散

【来源】《医宗金鉴》卷六十三

【组成】 大黄　硫黄各等分

【用法】 研细末，共合一处，再研匀，以凉水调敷。

【主治】 酒皶鼻。

【参考】 酒渣鼻多见于中年人，好发于颜面中部，“此证生於鼻准头及鼻两边”。损害特征为皮肤潮红，伴发丘疹脓疱及毛细血管扩张。本病多因饮食不节、肺胃积热上蒸，复感外邪，血瘀凝结而成。方中硫黄，酸温有毒，外用可散痈杀虫；大黄苦寒，泻火凉血，逐瘀通经；二药合用可起到泻胃火积热，凉血活血化瘀作用。为目前治疗早期酒渣鼻之常用药。

第五节 美唇方笺

一、内服方

生地黄煎方

【来源】《太平圣惠方》卷三十六

【组成】生地黄汁半升　生天门冬汁半升　葳蕤 60 克　细辛 30 克　甘草 30 克生剉　芎䓖 30 克　白术 30 克　生麦冬 60 克去心　黄芪 45 克。

【用法】上药，细剉，绵裹，酒浸一宿，以猪脂 1000 克煎令药色焦黄，绵滤去滓，纳锅中，后下地黄天门冬汁，熬令稠，瓷器中盛，每服，不计时候，含嗾半匙。

【主治】治脾热唇焦枯，无润泽。

【参考】本方有益气养阴清热，活血行气之效，可适用于因经络之血气虚而致唇枯失润泽之证。又按本方与《千金要方》润脾膏仅一味之差，药量比例相近，惟《千金要方》载以“酢”浸一宿，本处则云“酒浸一宿”，两相比较，治阴虚有热之唇枯不润，仍以“酢浸”为止。

升麻泻热散

【来源】《太平圣惠方》卷三十六

【组成】川升麻 45 克　射干 45 克　黄柏 60 克剉　大青叶 30 克　甘草 30 克炙微赤剉　玄参 60 克　黄芩 30 克　犀角屑 1 克　黄连 30 克去鬚

【用法】上药，捣粗罗为散，每服 12 克。入苦竹叶三七片，煎至五分，去滓，入生地黄汁 20 毫升，蜜 10 毫升，搅令匀，食后温服。

【主治】治心脾脏热，应口舌生疮破裂，唇蹇赤色。

【参考】口舌生疮，唇蹇赤色，为口腔粘膜的病症。表现为口舌糜烂，形成溃疡，口唇干燥皲裂、出血，甚则粘膜脱落而肉赤鲜红，疼痛异常。舌为心之苗窍，心气经少阴心经通于舌。唇为脾所主，脾气经足太阴脾经布散于口唇。脏腑有病可通过经络反映在其所主之苗窍上。心脾热盛，火热之邪循经上冲口舌，故令口唇生疮。升麻泄热散中，黄连、犀角、大青叶清心火泻脾胃伏热，配伍黄柏、黄芩、射干加强清热解毒之功。玄参、生地既能凉血清火，养阴生津，又可防止黄连、黄芩、黄柏苦燥伤阴。升麻辛甘微寒，善解热毒，并能疏散脾中伏热。诸药为散，佐以辛淡甘寒之竹叶，合而用之，为清泻心脾火热之剂，用以治疗口舌生疮，唇蹇红赤，颇为适宜。

润脾膏

【来源】《医方类聚》卷七十六，口舌门一（《千金方》）

【组成】 生天门冬125克　生地黄汁200毫升　生麦冬125克　玉竹125克　猪膏6000克　细辛62克　甘草62克　芎䓖62克　白术62克　黄芪93克　升麻93克

【用法】 上药除地黄汁、猪膏外，余药以醋浸一宿，然后以布包药，加水煎，临煎入地黄汁及猪脂，待水气尽、猪脂沸乃得，取膏细细含之。

【主治】 唇焦枯不润

【参考】 唇为脾之外候，《素问·五脏生成论》云："脾之合肉也，其荣唇也"。今唇焦枯不泽，盖由脾经蕴热，热伤津液，不能上荣唇口所致也。本方以天门冬、麦冬、生地汁、玉竹四味滋阴清热，配以猪脂，润燥防裂，效果更佳。黄芪、白术诸药，健脾益气升发，与前四味合用，则温而不燥、凉而不伤，共奏清热、益阴、健脾、升津之效，由是，唇口得养而光润丰泽也。

二、外用方

甲煎唇脂

【来源】《备急千金要方》卷六

【组成】 甘松香150克　艾纳香30克　苜蓿香30克　茅香30克　藿香90克　零陵香120克　上色沉香1500克　雀头香90克　苏合香90克　白胶香150克　白檀150克　丁香

30克　麝香30克　甲香30克

【用法】先以碎麻屑捣泥令匀，泥两只好磁瓶（能容一斗以上者），各厚1.5厘米，曝干。然后将上药中前六味以酒二水一之比作汤洗之，洗净后以酒水各200毫升浸一宿。明旦纳于3000毫升乌麻油中微火煎之，三上三下，去滓，纳上件磁瓶一只中，令少许不满。然后取后八味亦以酒水合作汤洗令净，分别捣碎，不用绝细，以蜜400毫升，酒200毫升合香纳另只磁瓶中，令实满以绵裹瓶口，又以竹篾纵横束之，勿令香出。先掘地为坑埋上件油瓶，合瓶口与地平，以香瓶倒合复油瓶上，两口对好，以麻泥泥之，厚1.5厘米，用糠壅瓶上，厚1.5厘米，烧之。火欲尽，即加糠，三日三夜勿令火绝。计糠2400千克讫，停三日，令冷出之。别炼蜡4千克，煮数沸，纳紫草450克煎之数十沸，取一茎紫草向爪甲上研看，紫草骨白出之。以绵滤过。与前煎相合，令调。乃内朱砂粉180克，搅令相得，少冷未凝之间，倾竹筒中，纸裹，筒上麻缠之，待凝冷解麻，任意涂唇。此可得五十挺。

【主治】唇裂、口臭。

【参考】这是一首润唇方。方中甘松、苜蓿、茅香、藿香、苏合诸香，皆辛温芳香之药，对于因天寒唇裂及因疾病导致唇燥开裂者似不相宜，但上药经过在乌麻油中慢火渐渐炮制，则温燥之性已解，而其芳香开窍、辟秽之功仍存，故对阴虚内热之证亦可使用。且紫草、甲香，性皆寒凉，《海药本草》谓甲香"和气清神"，故对内有积滞、积热所致的唇焦口燥有较好疗效。

治沈唇方

【来源】《备急千金要方》卷六

【组成】蛴螬不拘多少，猪脂适量

【用法】蛴螬焙干为末，与猪脂调和成膏状，临卧涂唇上。

【主治】 渖唇。

【参考】 渖唇一名“茧唇”，以口唇粘膜粗糙而厚为主要特征。病由体内气血闭阻，或运行不畅，阴血内耗，气阴不能上达于唇所致，多见于癥瘕积累病久之人。本方以蛴螬为主，蛴螬为金龟子的幼虫，味咸，有毒，有破血行瘀、散结通乳的作用。张仲景《金匮要略》大黄䗪虫丸以此药配䗪虫等破瘀散结以治症母，表明本药有开达内结之效。加猪脂者，一以赋形，一以润燥，燥除则唇可恢复潮润之常态。

治冬月唇干坼出血方

【来源】《备急千金要方》卷六

【组成】 桃仁不拘多少，猪脂适量

【用法】 捣桃仁如泥，与猪脂和合，傅之。

【主治】 冬月唇干裂出血。

【参考】 冬季北方地区寒冷干燥，口唇粘膜受寒冷刺激血管收缩，表皮细胞营养不足，易现干裂、脱皮症状，甚则于裂口处渗血，影响美观，饮食时亦有痛感。桃仁苦甘性平，富含油质，有破血行瘀、润燥滑肠功效，与猪脂相合，即可滋润口唇粘膜，又可活血行瘀，使血运通畅，故是冬季护唇的理想药物。

崔氏烧甲煎香泽合口脂方

【来源】《外台秘要》卷三十二

【组成及用法】 兰泽香 250 克　零陵香 500 克　甘松香 150 克　吴藿香 180 克　新压乌麻油 200 毫升

上五味，并大斤两，拣择精细，煖水净洗，以酒水渍使调匀，经一日一夜。并著铜铛中，缓火煎之，经一宿，通前满两日两宿。唯须缓火煎讫，漉去香滓，澄取清，以绵滤揔讫。内著瓷坩中，勿令香气泄出，封闭使如法。

沉香500克　丁香　甲香各30克　麝香　薰陆香　艾纳各15克　白胶香　苏合香各30克

右八味　并大斤两，合别捣如麻子大。先炼白蜜，去上沫尽，即取沉香等于漆盘中和之，使调匀。若香干，取前件香泽和，使匀散，内著瓷瓶中使实。看瓶大小，取香多少，别以绵裹之，以塞瓶口。缓急量之，仍用青竹蔑三条拨之，即覆瓶口于前件所烧香泽瓶口上，仍使两口上下相合。然后穿地埋著香泽瓶，口共地平，覆合香瓷瓶令露，乃以湿纸缠瓶口相合处，然后以麻捣泥瓶口边，厚9厘米，盛香瓶上亦令厚一寸。以炭火绕瓶四边缓炙，使薄干，然后始用糠火，马粪火亦佳。烧经三宿四日，勿得断火，看之必使调匀，不得有多少之处。香汁即下不匀，三宿四日烧讫，即住火。其香泽火伤多即焦，令带少生气佳。仍停经两日，使香饼冷乾，然后始开其上瓶楤除却。更取别瓶，内一分（3.75克）香于瓶中，烧之，一依前法。若无别瓶，还取旧瓶亦得。其三分（11.25克）者，香并烧讫，未得即开。仍经三日三夜，停除火讫。又经两日，其甲煎成讫。澄清斟量取，依色铸泻。其沉香少，即少著香泽，只一遍，烧上香瓶。亦得好味五升，铜铛一口，铜钵一口，黄蜡一大斤（1500克）。上件，蜡置于铛中，缓火煎之，使沫销尽。然后顷钵中，停经少时，使蜡冷凝，还取其蜡依前销之。即择紫草一大斤（1500克），用长竹著挟取一握，置于蜡中煎，取紫色，然后擢出，更著一握紫草，以此为度。煎紫草尽一斤（500克），蜡色即足。若作紫口脂，不加余色。若造肉色口脂，著黄蜡、紫蜡各少许。若朱色口脂，凡一两蜡色中，和两大豆许朱砂即得。但捣前件三色口脂法，一两（30克）色蜡中，著半合甲煎相和。著头点置竹上，看坚柔得所，泻著竹筒中，斟酌凝冷，即解看之。

【参考】口脂，又称唇膏，是唐代妇女喜用的美容化妆品。杜甫《腊日》诗有“口脂面药随恩泽，翠管银罂下九霄”之句，表明在当时曾广泛流行。本方详细介绍了它的制法。方中采用十二种香料，加入麻油、白蜜、黄蜡炼制。制紫色唇膏，须增紫草；制肉色唇膏，须增黄蜡、紫蜡；制红色唇膏，须增朱砂。当时的实际品种可能尚不止于此。

应当说明的是，甲香是一种称为“流螺”的海螺厣，古代产于福建沿海及南海一带。浙江台州所产者较小，其螺大如小拳，青黄色，长 120 ~ 150 厘米，诸螺之中，此肉味最美，制香料亦佳。明代李时珍《本草纲目》谓：“南州异物志云：甲香大者如瓯，面前一边直攙长数寸，围壳岨峿有刺。其厣杂众香烧之益芳，独烧则臭。今医家稀用，惟合香者用之。”还说：“甲香善能管香烟，与沉、檀、龙、麝用之，尤佳。”并指出：“凡烧此香，须用大火炉，多着热灰、刚炭猛烧，全尽去之。炉旁着火煖水，即香不散。”由此可知，甲香是一种既能作唇膏、又能制熏香的香料。

蔡尼甲煎方

【来源】《外台秘要》卷三十二

【组成】 沉香 180 克　丁香　馢香各 120 克　枫香　青木香各 60 克　麝香一具，大枣 10 枚　肉甲香 90 克

【用法】 上八味剉，以蜜一合和拌，著坩内，绵裹，竹篾络之。油 1200 毫升，零陵香 120 克，甘松香 60 克，绵裹，著油中煎之，缓火可四、五沸即止。去香草，著坩中埋。出口，将小香坩合大坩，湿纸缠口，泥封可七分，须多著火。从旦至午，即须缓火。至四更，即去火。至明待冷发看，成甲煎矣。

【参考】 甲煎是一种既可用作口脂唇膏、又可焚爇作室内薰香的药物。它的制法，唐代陈藏器说“以诸药及美果花烧灰和蜡成。”“三年者良”。此物辛温无毒，能够治疗甲疽，

小儿头疮吻疮，耳后月蚀疮，蜂蛇蠍之疮，属于解毒消肿美容作用兼备之品。本方为蔡尼之配方，和陈藏器配方有所不同，方内在采用沉、枫、丁、馢、枫、木、麝香等多种香料的基础上，又加入动物香料肉甲香，使它“杂众香烧之益劳”。麝香长于消肿解毒、生肌长肉，枫香长于散风止痒，除去浮肿，二者配合诸药，以蜂蜜、枣肉为增粘剂，用作唇膏和薰香，则香气更加浓郁，对口唇疾病的疗效也更好。

古今录验合口脂法

【来源】《外台秘要》卷三十二

【组成及用法】 好熟朱砂 90 克　紫草 155 克　丁香末 60 克　麝香末 30 克　口脂 50 挺，武德六年十月内供奉尚药直长蒋合进　沉香 6000 克　五药　上苏合 140 克　麝香 60 克　甲香 155 克　白胶香 215 克　雀头香 90 克　丁香 30 克　蜜 200 毫升

上十四味，并大秤大两，粗捣碎，以蜜揔和，分为两分。一分内瓷器瓶内，其瓶受 800 毫升，内讫，以薄绵幕口，以竹篾交络蔽瓶口

藿香 60 克　苜蓿香 30 克　零陵香 125 克　茅香 30 克　甘松香 45 克

右五味，以水 2000 毫升、酒 200 毫升，渍一宿。以胡麻油 2400 毫升内煎之为泽，去滓。均分著二坩，各受 2000 毫升，掘地著坩，令坩口与地平，土塞坩四畔令实。即以上甲煎瓶器覆中间 30 厘米，以糠火烧之，常令著火。糠著火，即散著糠，三日三夜，烧 2000 千克糠即好。冷出之，绵滤即成。

甲煎：蜡 3500 克　上硃砂 655 克，研令精细　紫草 340 克

于蜡内煎紫草，令色好，绵滤出停冷。先于灰火上消蜡，

内甲煎，及搅看色好，以甲煎调，硬即加煎，软即加蜡，取照刀子刃上看硬软。著紫草于铜铛内消之，取竹筒合面，纸裹绳缠，以溶脂注满，停冷即成口脂。模法取干竹径头 4.5 厘米，36 厘米锯截下两头，并不得节坚头。三分破之，去中，分前两相著合令蜜（密）。先以冷甲煎涂模中合之，以四重纸裹筒纸，又以纸裹筒，令缝上不得漏。以绳子牢缠，消口脂，泻中令满，停冷解开。就模出四分，以竹刀子约筒截割令齐整。所以约筒者，筒口齐故也。

前有麝香末一两（30 克），后又有麝二两（60 克），未详。

【参考】 本方所介绍的是唐代制造口脂的又一种方法，方中采用朱砂、紫草，可知制出的是紫红色唇膏。朱砂为硫化汞的同分异构体，久用对人体有害，现代可考虑以其他对人体无害的红颜料代替。雀头香即香附子，古代用作制香料的原料。

黄连散

【来源】《医方类聚》卷七十六

【组成】 黄连 0.3 克　干姜 0.15 克炮裂

【用法】 上药共捣罗为细末，每用少许敷疮上，不拘次数。

【主治】 口唇生疮，多药不愈。

【参考】 足太阴脾气通于口；足阳明胃经其经环唇；手阳明大肠经其脉挟口，入唇上。太阴、阳明经气虚，风邪湿热乘虚而入，上发于唇则生唇疮，寒热互结故寒之、热之均不易奏效，本方黄连、干姜并用，取辛开苦降之意，且黄连量倍于干姜，侧重于苦降湿热，干姜之用，一以辛开，一以振奋脾阳，阳气振则虚邪易祛。历来治口疮、唇疮、舌疮者，多以此二味同用，可收明显效果。惟本方药量偏轻，用时可按比例增加剂量酌情配制。

清热除湿祛风膏

【来源】 光绪四年五月二十日，欒富庆擬“清热除湿祛风膏”。

【组成】 黄连6克　黄柏9克　小生地9克　浮萍草9克　白芷9克　防风9克　当归尾9克　白鲜皮6克　白及6克　僵蚕6克炒　梅花片1克另研后兑

【用法】 共研粗渣，水熬，滤去渣，再熬浓汁，搽之。

【主治】 此膏专治脾经湿热之症，以致唇风、茧唇、唇肿等症，用膏搽之，其症自愈。

【参考】 据清代宫廷医药档案载，雍正皇帝五十五岁时，曾患茧唇症，此病或称茧唇风，或称白茧唇，唇肿，或有硬结，白皮皲裂，形如蚕茧，故名。本病多由脾胃积热，或阴虚火动，火毒蕴结于唇部所引起；健脾、清热、除湿、祛毒为常规治法，曾用唇砂益元散外搽获效。本方为治光绪皇帝之同类疾病，用以外搽，具清热除湿祛风功效；外用颇称方便。此方若佐加少许牛黄，定痛消炎功效当更好。今人时尚“点染朱唇”，有时伴发唇疾，此方美唇疗疾不无参考意义。

第六节　美齿方笺

治齲齿及虫痛方

【来源】 《备急千金要方》卷六

【组成】 白附子3.75克　知母3.75克　细辛3.75克　芎䓖7.5克　高良姜7.5克

【用法】 上五味共为细末，以棉裹少许著齿上，有津吐之，一日两度含。

【主治】 龋齿、齿痛、口臭。

【参考】 龋齿形成，主要与口腔卫生及饮食习惯有关。一般多食甜食，好加酸性佐料地区的人，不注意口腔卫生的及牙列不齐的人好现此症。龋齿处易积食物残渣，故亦发生口臭、齿痛等现象。本方以味辛性温热的良姜、芎䓖、细辛、白附子清除口腔秽气，并有杀虫之效。知母少加反佐，以免辛散太过。原方重量单位作“铢”，使用时可适量增加剂量，但各味药间分量比例应保持不变。

治齿䘌方

【来源】《太平圣惠方》卷第三十四

【组成】 苦参90克剉

【用法】 上药，以水三中盏，煎至一盏去滓，热含冷吐。

【主治】 治齿䘌。

【参考】 齿䘌，意即牙齿为虫所咬而成的病证，现今称为龋齿。其原因乃由于不注意口腔清洁卫生，食物残渣长期滞留于牙齿上，久则令牙齿损坏，出现空洞，甚则变黑腐朽断落。古人所谓“物必先腐，而后虫生”，咬噬牙齿。故治此病当选用杀虫的药品。苦参味苦性寒，无毒，功能清热杀虫。据现代药理研究，苦参有抗病原体的作用，其水煎剂对细菌、真菌均有不同程度的抑制作用。这些科学研究与古代医家的清热杀虫的认识相一致。故以苦参煎水含漱，使药液直接作用于病齿，起到杀菌、消炎，治疗龋齿的作用。

治齿黄黑方

【来源】《太平圣惠方》卷第三十四

【组成】 盐120克烧过　杏仁30克汤浸去皮尖双仁

【用法】上药都研成膏，每用揩齿甚佳。

【主治】 治齿黄黑。

【参考】 牙齿黄黑的原因多种，或因不注意口腔卫生，牙垢积存日久；或因吸烟喝茶，使烟渍茶渍污染牙齿；或因饮用水中含氟较高，形成氟斑牙，都能使牙齿变得黄黑，失去光泽，影响美容。本方是古代牙膏之雏形。食盐咸寒入肾，有坚骨固齿的作用。杏仁可“杀虫去风”，治疗牙齿痒痛等。二者和为膏，用以刷牙不但使牙齿白净，还有防龋功效。

细辛散方

【来源】《太平圣惠方》卷第三十四

【组成】 细辛　川升麻　地骨皮　角蒿各60克　牛膝90克去苗　生地黄150克

【用法】 上药都烧为灰，研细，每夜临卧敷齿上，或以蜡纸上贴之，至旦即去之。

【主治】 治齿䘌齿根腐烂。

【参考】齿䘌即龋齿。临床表现为龈肿腐臭，齿牙蛀蚀露，时作疼痛。多因口腔不洁，宿食淤积齿龈，久则腐败牙齿，或由热蕴中焦脾胃，邪热炎上，熏蒸牙龈所致。此种病患不仅牙齿空朽，龈肿疼痛，影响咀嚼进食，且口腔秽臭，气味难闻，有碍日常交际活动。方中角蒿味辛苦，性寒，能清阳明胃腑火热之邪，为治疗齿䘌之要药。生地黄、地骨皮凉血清火。牛膝导热下行。细辛芳香走窜，为止痛良药。升麻为阳明引经药，又有清热解毒之作用。诸药相合可清胃火，凉血热，为治疗齿䘌之良方。

刷牙沉香散

【来源】《御药院方》卷八

【组成】 沉香　白檀　醋石榴皮　诃子皮　青盐研　青

黛研，各7.5克 当归 川苦楝破四片，焙 细辛去苗 香附子各15克 母丁香4.5克 荷叶灰3克 南乳香研，3克 龙瑙研 麝香研各1.5克

【用法】 上为细末。每用1.5克，如常刷牙，温水嗽（漱）之，早晚两次用。

【主治】 荣养髭发，坚固牙齿。

【参考】 本方是通过刷牙达到固齿乌发两种作用的方剂。其作用机理可能与牙齿、髭鬓皆与足阳明胃经、手阳明大肠经经气濡养有关。当肠胃邪热或秽浊积滞，则上熏齿发，致齿牙不洁，鬓发不荣。本方沉香、檀香、香附理气破积，苦栋、青黛清肝胃实热，釜底抽薪，可使手足阳明经气充沛。细辛、丁香疏散风寒；龙脑、麝香化浊开窍；兼以乳香活血，荷叶升清，全方合用，共奏清热升津之效，故能荣养髭发，坚固牙齿。

仙方刷牙药

【来源】 《御药院方》卷八

【组成】 青盐75克 坚诃子20个 芝蔴粹150克 夏蚕砂21克 旱莲草45克 皂角不蛀者，去皮60克

【用法】 上同为末，醋浆水和丸如毬子大，晒干，用新瓦藏瓶内盛药，用盐泥固。候干，留一小眼子出烟，置一净砖上，用木炭烧。烟淡，药熟之后即出。旋研，如常刷之。如已白者，百日。黑未白者，半月见效。唯频刷尤妙。

【主治】 乌髭须，牢牙齿，延年迟老。

【参考】 此亦刷牙健齿乌发剂。与前方比较，清热之力减轻，而补阴血之力增强，对于老年人齿黄、发白、口气不正皆有治疗作用。

陈希夷刷牙药

【来源】 《御药院方》卷八

【组成】猪牙皂角62克　干生姜62克　木律62克　墨旱莲62克　皂角子62克　细辛62克　熟地黄62克　川升麻62克　荷叶62克　青盐31克

【用法】上药共锉细，用一新瓦罐尽盛其药，又用新瓦盖合罐口，以麻绳缚牢，上复用盐泥封固，晒干，后挖地坑方阔二尺，下铺一方砖，后倒放药罐，以木炭火烧罐四周，使青烟出，去火，放一宿，取药出，研为细末。每用牙刷刷上下牙，次用温水漱去，洁齿、牢牙、乌髭须甚效。

【主治】齿黄动摇，髭须黄白。

【参考】本方《三因方》名为“西岳莲华峰神传齿药方”，并有歌诀云：“猪牙皂角与生姜，西国升麻熟地黄，木律旱莲槐角子，细辛荷叶要相当，青盐等分同烧煅，研细将来使最良。揩齿牢牙髭鬓黑，谁知世上有仙方。”相传为五代时养生家陈抟（字希夷）所传，故又名“陈希夷刷牙药”，《御药院方》、《澹寮集验秘方》、《医方大成》等十余种方书并载录之。本方揩齿而有乌髭须、牢牙之效者，盖其中诸药既有补肾填精的旱莲、熟地；又有温经散风寒的细辛、生姜；有祛肺胃大肠实邪的皂角、槐子；又有升清降浊的升麻、荷叶（一作荷蒂）。木律、青盐，长于治齿，故本方对肾虚齿枯动摇，或肠胃蠕动失常，积滞内蕴而致齿黄不固，以及大肠气虚，风冷散于龈齿等症均有较好的疗效。《御药院方》载运用本方治验病案数例，一为祐德观景碧虚先生，常用此药，年至八十以上，面若童子，髭须甚黑，齿落重生。一为明昌二年，在统军司书表姓，年纪五十以上，髭发生来本黄色，因患牙疼，用此药两月，髭发皆变黑色，更不脱落。所以本方除牢牙、乌髭外，尚可治肾虚风冷牙痛。

白牙药

【来源】《御药院方》卷八

【组成】 零陵香 香白芷 青盐 升麻各15克 细辛6克 麝香另研，1.5克 砂锅细末石膏细末各30克

【用法】 上药除砂锅、石膏、麝香外，同为细末，后三味别处研精细，合匀，每晨以指沾药擦牙，后以温水漱口。

【主治】 牙齿黑黄不洁净。

【参考】 牙齿黑黄不洁，有内因，有外因。内因多由手足阳明浊邪壅滞，经气不利。外因则由盥漱失当，或久不漱刷所致。治之之法，除内消其积秽壅滞，又须外除齿上垢腻。本方中砂锅末研精细，盖以其粗涩刮去牙面污垢也。零陵香、香白芷、细辛、升麻芳香走窜，除胃肠中壅塞积秽，去臭恶气。麝香芳香，活血化瘀，除腹中有形之积滞。石膏细研，既可清洁口腔，又能清泄胃热，与诸香药一寒一温，一散一泻，一升一降，配伍尤妙。

本方除洁齿白牙外，尚可除口臭、治牙龈肿痛，并有捷效。

另外，《医方类聚》引用本方时，少青盐一味。

玉池散

【来源】《御药院方》卷九

【组成】 升麻 藁本 甘松 茵草 香白芷 川芎各30克 华细辛去苗叶，60克 生干地黄焙干，60克 地骨皮拣净，30克 皂角刮去皮，烧存性，90克 麝香3克，拣去皮毛，另研细 青盐60克

【用法】 上述药为细末，入麝香再一处细研。每日早晚揩牙，如常使用。

【主治】 牙齿垢腻不洁净。

【参考】 牙齿垢腻不洁除与卫生习惯有关，亦与手足阳明经蕴热有关。有的人虽每日早晚刷牙漱口，但晨起齿上仍有黄腻齿垢，并伴口气秽重，便因内邪蕴结所致。本方以白芷、升麻、藁本、细辛等辛散宣解郁结之邪；甘松、地黄、地骨皮

等清热、凉血、退虚热；伍以茵草、青盐、皂角涤除有形垢腻；川芎、麝香活血、行气、通络，如是则邪气除而清气夏，齿垢自然不生而津唾满口，故曰“玉池散”。

沉香散

【来源】《御药院方》卷九

【组成】沉香　麝香各3克　细辛15克　升麻　藁本　藿香叶　甘松　白芷各8克　石膏125克　寒水石60克

【用法】上药共为细末，每日晨起揩齿。

【主治】齿垢不洁，及治口臭。

【参考】齿牙不洁，或口中秽气冲甚，均与胃肠实邪热结有关。本方以沉、麝、芷、松诸香荡涤浊邪，芳香辟秽，李时珍谓“甘松芳香能开脾郁”，《开宝本草》谓其“治恶气……下气”，故与细辛、升麻、藿香、藁本等散寒燥湿之品伍用，更可解散阳明经腑之郁结。石膏、寒水石清阳明经实热，与上药伍用，寒热并行，有形无形之邪，皆可化解，故齿牙黑黄者可使莹净洁白，口气秽恶者可使转清。

牙药方

【来源】《御药院方》卷九

【组成】诃子　没食子各125克　五倍子9克　细辛　甘松　零陵香　麝香各3克，另研　绿矾30克，炒，另研　白茯苓6克　百药煎15克　橡斗儿5个　青盐少许　金丝矾15克

【用法】上药，除麝香、绿矾二味另研，其余极细，然后入诸药拌匀。稍热水漱，每日再次，用药1.5克刷牙，髭鬓牢，牙齿白间黑，其功效不可具述。

【主治】治肾气不足，齿断不固。

【参考】本方治因肾气不固所致牙龈萎缩，或牙根宣露

致齿牙动摇之症。牙龈萎缩不仅易生牙病，也影响美观。本方以诃子、没食子为主要药，敛气，固精，收纳肾气。附以五倍子、橡实，收涩之力倍增。在此强大收束作用下，兼用理气的甘松、零陵香及活血行气的麝香，则敛中有行，涩而不滞。绿矾、金丝矾消积，百药煎生津止渴，白茯苓健脾利水，青盐引药力下行，则全身气血津液各得其所，脉气调匀，齿龈复固。

升麻散

【来源】《医方类聚》卷七十一

【组成】 川升麻1克 香白芷0.3克 藁本0.3克 细辛0.3克 沉香0.3克 寒水石31克 石膏0.3克 贝齿0.3克 麝香0.3克

【用法】 上药，捣细，罗为散，研入麝香令匀，每日早晚揩齿。

【主治】 口中有气味，齿牙不白。

【参考】 口中气味明显，齿牙黄垢偏多，是胃肠蕴热之所致。本方以性寒、味辛咸的寒水石为主药，清泻积热；升麻、白芷，散阳明经风热邪气；细辛、沉香，一散一降；藁本、贝齿，一辛一凉，既利散邪，又使全药有凉爽舒适之感。麝香芳香走窜，开窍辟秽，对除口中气味有良效。全方药量较小，易于配制，疗效亦佳。

地骨皮散

【来源】《医方类聚》卷七十一

【组成】 地骨皮31克 郁李仁去皮尖，微妙31克 生干地黄31克 川升麻46.5克 藁本15.5克 露蜂房15.5克 杏仁去皮尖，麸炒微黄31克

【用法】 上药，捣细，罗为散，每用3克，以新白棉布包紧，噙口中，咽津，不拘时候。

【主治】牙齿黄黑，枯燥无光泽。

【参考】齿为骨之余，髓之所养，手足阳明经缊煦之地。肾气衰惫，骨髓空虚，齿失所养则失其光亮润泽之色；肾气不足，脾运乏力，秽滞存留，上熏于齿，故现黑黄。本方重用川升麻为君，既可升散清泄胃肠蕴邪积热，又可举升清阳之气。配伍地骨皮则清解之力愈强，配郁李仁润下胃肠积热；藁本、杏仁宣肺开大肠之所合，宣上所以利降下；露蜂房在《本草纲目》中被归为“阳明药”，长于治齿；生地黄清热养阴，合之则可去胃肠风热积滞，升清阳、滋阴液，令阴充阳足，齿有所养，邪不羁留，自然明润光洁。

桑椹散

【来源】《医方类聚》卷七十一

【组成】干桑椹子31克　川升麻31克　皂荚盐水中浸一宿，焙干31克　生干地黄31克　槐白皮31克

【用法】上药细锉，以糯米饭搜为团，以炭火烧，令通赤，候冷，入麝香0.3克，都研令细，每早及临卧，先以浆口漱口后，揩齿。

【主治】牙齿黄垢不白。

【参考】牙齿黄垢不白，总责肾、脾、胃、大肠数脏腑，其中虚实不同，病位亦有差异。实者多缘胃肠热积，虚者多因脾肾不足，阴虚而生内热。本方所治之牙齿不洁，偏重于阴虚血弱之症。故以干地黄、桑椹子养血育阴，川升麻、槐白皮清散阳明经热。皂荚本有去垢涤污之功，盐水浸之经宿，增强走肾之功，开窍、祛痰，对于体内实邪积滞可生涤荡之效。五药合之，共奏扶正祛邪之效。兼以糯米饭共烧，更有助脾健胃之功，令食物消化而不内停，麝香芳香辟秽。对于口腔齿牙之病有较好的效果。每日用之，不仅可令牙齿光润洁白，亦可去除口中气味，并能使齿牙牢固不落。

延龄散

【来源】《医方类聚》卷七十二

【组成】 乌头 31 克　皂角去皮子 31 克　生地黄 31 克　细辛研末 10 克　青盐研 10 克　石胆研 6 克　白矾末 6 克　麝香 6 克

【用法】 上药前三味，为粗末，用生姜自然汁合成团子，用槐枝火烧，令烧尽，取出置净地上，用碗盖一宿，出火毒，再捣细为末。后五味，各别研细，合匀，每用少许擦牙病处，或刷牙时沾药刷牙亦可。早晨、食后、临卧三用三次。有津即吐，误咽无妨。

【主治】 牙齿松动，龈齿宣露，牙齿痛。

【参考】 本方与陈希夷刷牙药相比，少荷叶、旱莲草而增乌头、石胆、白矾、麝香等药，熟地易为生地，增加了清热、散风、杀虫之功效，故适用于牙龈肿痛或牙齿宣露、动摇、时痛的病例。本方除治齿及龈诸般病症外，常用亦可牢牙齿、定疼痛、固龈槽、益气血、驻颜、黑髭须，故名“延龄散”。

仙方地黄散

【来源】《医方类聚》卷七十二

【组成】 猪牙皂角 62 克　干生姜 62 克　升麻 62 克　槐角子 62 克　生干地黄 62 克　木律 62 克　华细辛 62 克　香白芷 62 克　干荷叶 62 克　青盐另研 31 克

【用法】 上药锉研，锅内烧，出青烟，存性为度，罗为散。另研青盐为末，同入药中，和匀，每日晨起、临睡沾药少许刷牙，有涎吐出，后用温水漱口即可。

【主治】 牙齿色黄不白、髭鬓或黄或白

【参考】 本方与陈希夷刷牙药仅差二味：变熟地为干生地；变旱莲为香白芷。在药物炮制上，改青盐为另研，不加烧煅。本方对阴虚内热稍重口有腐气，手足阳明经风邪冷气流窜时有牙痛者较刷牙药为适当。

另：凡揩齿药而能乌髭者，缘髭生于上唇，上唇内正中龈交穴，乃任督二脉交会之处。皂角、升麻、细辛、荷叶诸药，皆辛芳走窜，刺激龈交穴而鼓舞任督二脉之生机，任脉环唇，总司一身之阴气；督脉上头贯脊，总领一身之阳，任督阳气、阴气充盛，则髭须黑，齿牙牢。

牢牙散方

【来源】《医方类聚》卷七十二

【组成】 瓜蒌根于砂锅内用甘草水煮软，取出，阴干，为末。60克　白芷15克　鸡舌香七枚　白檀香30克　麝香研0.3克

【用法】 上药共捣罗为细末，每用1.5克揩牙，日二次。误咽无妨。

【主治】 牙齿宣露，久用之牢牙。

【参考】 牙齿宣露因正气不足，风寒袭于阳明经脉。治之须辨别正气虚衰究系血虚？阴虚？气虚？对证治理。白杨皮汤（前方）所治之齿宣，适用于血虚有热兼风证，而本方则宜于阴虚风邪兼寒的患者。方中瓜蒌根又名天花粉，是养胃生津之良药，以生甘草水煮透，更增加了养阴清热、清解毒气的作用。与白杨皮汤比较，白杨皮方侧重养血，臣佐使药均为风药、易于发散之品；而本方重用天花粉侧重养阴，所用臣使药为芳香辛温的白芷、母丁香（鸡舌香）、檀香、麝香等，可见其邪以风寒为主。临床使用中，必须辨证明确，才能选药精当，药到病除。

遗山牢牙散

【来源】《医方类聚》卷七十二

【组成】 茯苓31克 石膏31克 龙骨31克 寒水石15.5克 白芷15.5克 细辛10克 石燕子大者一枚 小者二枚

【用法】 上药共为细末，每日早晚刷牙。

【主治】 牙齿疏摇疼痛。

【参考】 本方所治齿疏，系由齿龈病久而缩所致之牙齿变疏、动摇且痛之证，由邪热在胃（包括肠），久留不去造成。本方以石膏、寒水石、细辛、白芷辛温发散，辛寒降泄以去其邪；茯苓健脾利湿，使邪从小便去，龙骨平涩，使牙根固牢，不易摇动。其中石燕子大者一枚，小者一对，其性甘凉无毒，乃利窍除湿热之品，善治血淋、热淋、肠风、赤血带下等证，乃气血两途之药，既清湿热，又利血分。故用之可以荡涤积热，牙龈得养，齿摇可坚，故名牢牙散。此方坚齿效极佳。据《卫生宝鉴》载，王汉卿传方云，折太守得之于李节使。折得此方，九十余岁牙齿都不曾疏豁，又无疼痛。并载王汉卿时年八十九岁，食肉能以牙齿咬嚼，知其齿固且坚利也。

白芷散

【来源】《医方类聚》卷七十二

【组成】 白芷 白蔹 莎草根去毛 白石英研 细辛去苗叶 芎䓖 各等分

【用法】 上六药，各等分，捣研为末，如常法揩齿

【主治】 牙齿黄黑，久用令齿洁白。

【参考】 本方与前述白牙药功用相近，因恶砂锅细末色不白净而易之以白石英。白石英洁白光泽，甘温无毒，陈藏器称其“湿可去枯”，李时珍谓其为“手太阴、阳明气分药”，则其既可去肺胃（大肠）之寒积，又可以其质之粗硬去积垢。本方与白牙药比较，无去阳明经热之石膏，增散结理气之白蔹、香附，则牙齿之黑黄不洁，系由气滞寒积所引起，揩此可

以令白净。

白杨皮汤

【来源】《医方类聚》卷七十二

【组成】 白杨皮一握 地骨皮31克 防风15.5克 细辛31克 蔓荆实31克 杏仁去皮尖，生用，三十枚 生干地黄焙62克

【用法】 上药锉如麻豆大，每用15克，以水二盏，煎至一盏，去滓，留八合，入酒一盏，更煎三五沸，热漱冷吐，即瘥。

【主治】 牙齿宣露，齿疏动摇

【参考】牙齿宣露，乃因气血不足，或揩刷不当，损伤牙龈，或有风邪虚冷，乘机客于齿间，致令齿龈失养，龈肉萎缩，则牙根宣露，甚可见牙齿动摇、齿缝渗血等现象。本方以白杨皮一握，约250克左右，为君，去风毒宿血；以干地黄为臣，辅以地骨皮养血滋阴清虚热；以细辛、蔓荆子、杏仁、防风疏风散寒以为佐使，更以酒助药力，使其升散外透，邪无所留，其病渐愈。

擦牙乌髭药

【来源】《医方类聚》卷七十二

【组成】 熟地黄31克焙干 破故纸31克 青盐15.5克

【用法】 上药共炒为细末，刷牙后以此末擦牙，良久，咽之。

【主治】肾气不足所致须发斑白、牙色暗不牢，眼目昏花等

【参考】肾藏精主骨，齿为骨之余，脑为髓之海。人年过半百肝肾之气衰故精亏髓减，目视不明，鬓发髭须斑白而牙齿黯然失色。肾气进一步衰减，则齿牙动摇，甚而脱落。

本药以熟地、故纸二药为主，熟地甘温，补肾填精，为填补下元之要药；故纸一名补骨脂，性辛热，功能温补下元，与熟地一阴一阳共壮下焦阴阳水火之脏，以治病本；青盐味咸性寒入肾，为治肾虚耳目齿疾之要药。三物共用，阴阳两补，寒热并行，不使致偏，故可补肾、明目、牢牙，而无副作用。

牢牙乌髭方

【来源】《医方类聚》卷七十三

【组成】 旱莲草（又名鲤肠草）67.5 克　芝麻莩 93 克　诃子 20 枚，连核　不蛀皂角 3 枚　月蚕沙 62 克　青盐 108.5 克　川升麻 108.5 克

【用法】 上药共为末，醋调为丸如弹子大，捻作饼子，或焙或晒，以干为度。先用小口瓷瓶或罐子，用黄泥加纸筋烧瓶塞一个，晒干，然后制药。炮制时，先把药饼入瓶中，置炭火中煅烧，令烟出，当烟由浓变淡时停火，以泥塞塞瓶口，候冷，次日出药，用时取药饼数片，研为末，每日早晚揩齿，少候片时，以温汤嗽漱。

【主治】 牙齿疏落动摇、须发早白或生理性变白，皆可治之。

【参考】 牢牙药与乌发药同为一方，表明二者病变之本皆在于肾；肾之衰，精髓不充，是老年人须发变白、齿牙动摇脱落的根本原因，也是少年人发白、齿摇的常见原因之一。本方以旱莲草、芝麻莩（即枯麻饼）、青盐为主药，意在补肾以治病本。诃黎勒味苦酸，性温，甄权谓其“通利津液，止水道，黑髭发”，带核用，则作用趋于下，符合病机要求；皂角、蚕沙祛风除湿化浊，荡涤浊气；升麻味辛性升，有利于清气上升，髭发受益，牙齿坚固。《寿亲养老书》谓“乌髭方甚多，此方颇为奇异”，且载验案二则，足资借鉴。

益牙散

【来源】《鲁府禁方》卷二

【组成】熟地黄60克 地骨皮60克 川芎60克 青盐60克，炒 香附子60克 破故纸60克 细辛8克 防风8克 白蒺藜15克 五加皮15克 石膏15克 川椒6克 猪牙皂角6克

【用法】上药共为细末，每早蘸药擦牙，用百沸汤漱口咽下。

【主治】固齿止痛，明目乌须发。

【参考】肾者主骨生髓，齿为骨之余，故肾气衰则齿牙动摇甚而脱落。本方以熟地、故纸、刺五加等补肾益气；以细辛、防风、蒺藜之属散风邪，使邪去气血自安。附以石膏清郁结之热，皂角涤除垢腻，则齿固洁而须发乌矣。

点牙药方

【来源】清代经验方

【组成】草乌 荜茇各4.5克 川椒 细辛各9克

【用法】共研极细末，用少许点于患牙内外，一时其牙自落（注：应为其痛可缓），不落再点。

【主治】牙痛及口臭。

【参考】“明眸皓齿”为健美的标志。齿病当及时防治，以免影响仪表。本方所用草乌、荜茇、川椒、细辛，属芳香、温通、定痛药，外用可治牙龈肿胀及蛀牙作痛。牙痛失笑散之用荜茇、细辛、冰片，立止牙痛散之用草乌、细辛、雄黄，其义大体相同。本方漱口除臭亦良。

第四章 须发健美笺谱

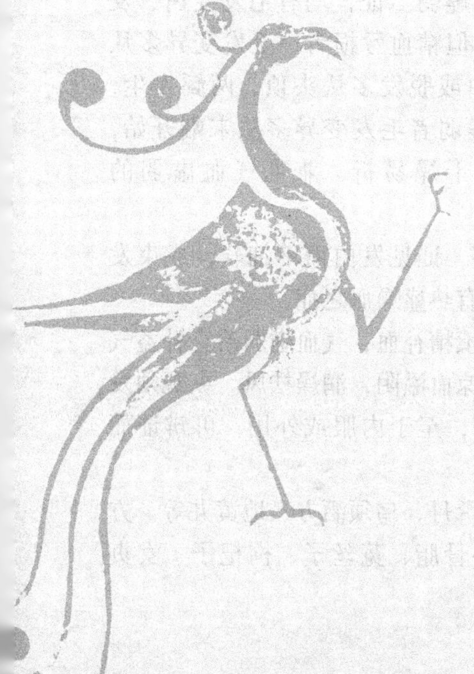

第一节 概 述

须发健美与否主要与肾、肝、脾三脏相关，其中与肾的关系尤为密切。《诸病源候论·毛发病候》：“肾主骨髓，其华在发。若血气盛，则肾气强，肾气强则骨髓充满，故发润而黑；若血气虚，则肾气弱，肾气弱则骨髓枯竭，故发变白也……足少阴之经血，外养于发，血气盛，发则黑润；虚竭者，不能荣发，故令发变黄。”可见肾气的强弱对须发的健美有着重要的作用。肾藏精，肝藏血，脾为气血生化之源。精血互生，气血充足则须发自然健美，故善治须发者必善调此三脏虚实。

毛发变异可以分为虚实两类。

虚者常见精血亏损、气血虚弱二证，均有毛发变白、发黄、焦黄、脱发等临床表现。但精血亏损者，毛发变异多从根部开始，无断发现象，变白或脱发多从头顶、两鬓发生，兼见肝肾阴虚的症状。气血虚弱者毛发变异多从末端开始，毛发稀疏，毛糙而有分叉，干燥易折，兼见气血虚弱的症状。

实者以血热风燥之证为多，证见发白而不细软，成束发生，或头发突然成片脱落，兼有热盛燥血之症。

精血亏损治宜滋补肝肾，填精补血；气血虚弱治宜补益气血，调养脾胃；血热风燥治宜凉血滋阴，润燥祛风。纵观须发健美方剂皆以三法为施治总则，至于内服或外用，可辨证而施治。

滋补肝肾的方剂有七宝美髯丹、乌须酒方、地黄丸等。方中重用首乌、熟地、牛膝、补骨脂、菟丝子、枸杞子、女贞子、黑芝麻等补肝肾、益精血、润五脏之品，佐以凉血益气药更助其功。这些方剂有“乌须发、壮筋骨、固精气”之功效。

补益气血的代表方剂有七仙丹、人参方等，大都用人参、茯苓、黄芪等益气，以首乌、熟地等补血，佐天门、麦门滋阴润燥、清热生津，共收补益气血之功。

凉血的方剂有二仙丸、一醉不老丹等，以旱莲草、生地、槐角、侧柏等凉血药为主，佐以活血滋阴润燥之品。如二仙丹，重用侧柏凉血清血之热，辅以当归补血活血，更助侧柏凉血之功。仅二味药，但配伍极为相宜，可谓药简而力专，量少而有效，值得临床研究验证。

疏风润燥的方剂多为外用，或煎水洗，或制膏涂。代表方剂有菊花散、胡麻膏、龙脑膏等。方中多用川芎、白芷、蔓荆子、防风、菊花、细辛、辛夷等疏风散热之品，并辅润燥药佐之，以除血热风燥之症。

本章收录须发健美方剂 58 首，其中内服方剂 31 首，外用方剂 27 首，以供选用。

第二节 生须发方笺

一、内服方

深师茯苓术散方

【来源】《外台秘要》卷三十二

【组成】 白术 500 克　茯苓　泽泻　猪苓各 125 克　桂心 250 克

【用法】 上五味捣散，服一刀圭（0.3 克），日三，食后服之。

【主治】 发白及秃落。

【参考】 本方系汉·张仲景《伤寒论》五苓散的变方。五苓散重用泽泻、茯苓、猪苓，意在通肾膀胱而疏利水道，而深师茯苓术散重用白术，肉桂，意在健脾祛湿及辛温化气使气化得行，脾气得健，则巅顶之湿邪，可从小便外排。以方测证，本方适用于因水湿上泛所致的发白及秃落，大约相当于现代医学之油性脂溢性皮炎。

补益牛膝圆方

【来源】《太平圣惠方》卷第四十一

【组成】 牛膝500克去苗 生干地黄500克 枳壳250克去瓤 菟丝子250克 地骨皮250克

【用法】 上药并生捣，罗为末，炼蜜和圆，如梧桐子大。每日空心，以生姜汤下三十圆。渐加至五十圆。忌生葱萝卜大蒜等。

【主治】 治鬓发秃落不生。

【参考】 须发脱落不生为衰老之征兆。缘由精亏血弱，经脉虚竭，不能荣润，故令须发早脱。方中以牛膝、地黄、菟丝子滋补肝肾，填精益髓，具有增强人体机能，调整和提高人体代谢功能的作用，是补肝肾精血之要药。地骨皮清肝肾之虚火，裕真阴之化源。枳壳宽膈利气，健脾开胃，防止地黄滋腻碍胃之弊，以其作用和缓，最适宜于精亏血虚之人。诸药为丸，能补肝肾精血之虚，补肾则发生而须长，益血则须美而发华，久服更好。

神应养真丹

【来源】《外科正宗》卷四

【组成】 当归 川芎 白芍 天麻 羌活 熟地捣膏 木瓜 菟丝子各等分

【用法】 上为细末，入地黄膏、加蜜，丸如桐子大。每服百丸，空心，温酒盐汤任下。

【主治】 风寒暑湿袭于三阳部分，以致血脉不能荣运，肌肤虚痒，发生眉发脱落、皮肤光亮者服之。亦治厥阴经为四气所袭，脚膝无力，左瘫右痪，半身不遂，手足顽麻，言语蹇涩，气血凝滞，遍身疼痛者。

【参考】 神应养真丹主要用于治疗风寒暑湿之邪伤及经络气血所致的疾病，眉发脱落、皮肤光亮之油风（斑秃）即是其中的一种。方用熟地、当归、白芍以养血，川芎行血中之气作为先导，促进气血畅行，即所谓“治风先行血，血行风自灭”之意。天麻、羌活善除风寒湿邪，木瓜、菟丝子长于补肾荣发，诸药合用，可起到扶正祛邪作用，故用于油风有一定效果。又，川芎、天麻二味配伍，《普济方》称为天麻丸，具有消风化痰、清利头目、宽胸利膈作用，主治心胸烦闷、头晕欲倒、项急、肩背拘倦、神昏多睡、肢节烦痛、皮肤瘙痒、偏正头痛、鼻齆、面目虚浮等症，并宜服之。神应养真丹熔天麻丸于一炉，说明是一张适应证广泛的内服处方。

二 仙 丸

【来源】《古今图书集成医部全录》卷一百六十五

【组成】 侧柏叶焙干400克　当归全身200克

【用法】 不犯铁器为末，水糊和丸梧子大，酒或盐汤下五七十丸，日再。

【主治】 发脱落。

【参考】 本方重用侧柏叶以凉血，又以当归补血活血，适合于血热血虚而引起头发脱落的患者。有人报道用鲜侧柏叶浸泡于60%乙醇中，数天后，涂擦毛发脱落部位，一日数次，13例患者全部治愈。可见侧柏叶治脱发有效。

二、外用方

广济生发膏方（方之一）

【来源】《外台秘要》卷三十二

【组成】 莲子草汁，600 毫升　熊白脂 600 克　猪鬐膏 200 克　生麻油 20 毫升　柏白皮切，600 克　山韭根切，600 克　瓦衣切，600 克

【用法】 上七味，以铜器煎之，候膏成，去滓收贮。每欲梳头，涂膏。

【主治】 脱发

【参考】 本方是以滋养保健为主体的生发方剂。方中熊白脂、猪鬐膏、生麻油配合大量莲子草（即旱莲草），能够滋阴润肤，生秃发，长发令黑。辅以山韭根行气散瘀，柏皮、瓦衣凉血除风。共同起到扶正祛邪的作用，外用对脱发再生有益。

广济生发膏方（方之二）

【来源】《外台秘要》卷三十二

【组成】 细辛　防风　续断　芎䓖　皂荚　柏叶　辛夷人（仁）各 40 克　寄生 71 克　泽兰　零陵香 81 克　蔓荆子 125 克　桑根汁 1 升　韭根汁 66 毫升　竹叶切，1200 克　松叶切，1200 克　乌麻油 2400 毫升　白芷 226 克

【用法】 上十七味，以苦酒、韭根汁渍一宿，以绵裹煎，微火三上三下。白芷色黄，去滓，滤以器盛之。用涂摩头发，日三两度。

【主治】 发落。

【参考】 发落的成因，大都由于血虚不能随气荣养肌肤，风邪乘虚侵袭，致毛根脱落所致，外用药多侧重于除风清热，

活血生发。广济生发膏方用细辛、防风、皂荚、辛夷、白芷散风祛邪，芎䓖、泽兰、苦酒活血破瘀，零陵香、竹叶辟秽清热，续继、寄生、桑根汁、韭根汁、松柏叶生产长毛。配辅以乌麻油养发润燥，可使气血调和，落发渐生。

广济蔓荆子膏方

【来源】《外台秘要》卷三十二

【组成】 蔓荆子 2000 克　生附子 30 枚　羊踯蠋花 125 克　葶苈子 125 克　零陵香 60 克　莲子草 1 握

【用法】 上六味切，以绵裹，用油 400 毫升渍七日，每梳头常用之。若发稀及秃处，即以铁精 30 克，以此膏油于瓷器中研之，摩秃处，其发即生也。

【主治】 疗头风白屑痒，发落生发，主头肿旋闷。

【参考】 头风白屑痒、头肿旋闷、发落等症，由风寒水湿之邪侵袭诸阳之会所致。广济蔓荆子膏以蔓荆子为主药，能散风邪，长髭发，“令人光泽脂致”。辅以生附子、羊踯躅花散皮肤中风寒诸毒，葶苈子除皮间邪水，伏留热气。零陵香治头风白屑，“妇人浸油饰头香，无以加”。莲子草即是旱莲草，擅长益肾阴、乌髭发，“汁涂眉发，生速而繁”。铁精为煅灶中之紫色质轻的铁尘，加入膏油中摩秃处，可攻坚散结，利于毛发再生。可见配方用心之良苦，立意之周密。

延年疗头风发落方

【来源】《外台秘要》卷三十二

【组成】 蔓荆子 2000 克，碎　防风 90 克　寄生 90 克　秦椒 30 克　大麻人（仁）2000 克　白芷 125 克

【用法】 上六味，切。以水 3000 毫升，煮取 2000 毫升，去滓，以洗头，三四度差。加芒硝 2000 克亦妙。

【主治】 头风发落，或头痒肿白屑。

【参考】头风发落、痒肿白屑，大都由风寒邪气侵袭诸阳之会引起。延年方用蔓荆、防风、白芷散风，秦椒除寒湿。寄生、大麻仁（火麻仁）为行血生发药，沐发可坚发生发，令发不落。诸药配伍，对上述证候外洗颇为适宜。

近效韦慈氏方

【来源】《外台秘要》卷三十二

【组成】蔓荆实90克，研　桑上寄生　桑根白皮各60克　韭根切，三合　白芷60克　甘松香　零陵香各30克　马鬐膏600克　乌麻油200毫升　甘枣根白皮汁600毫升　松叶切400克，五粒者

【用法】上十一味，细切诸药，内枣根汁中，浸一宿，数数搅令调。湿匝以后，旦内油脂中缓火煎之，勿令火热。三五日，候枣汁竭，白芷色黄，膏成去滓。每日揩摩鬓发及梳洗。其药浸经宿，临时以绵宽裹煎之，膏成去滓绵滤，以新瓷瓶盛。稠浊者即先用却，不堪久停，特勿近手縻坏也。

【主治】疗头风发落，并眼暗。

【参考】头痛、发落、眼暗，均与风邪袭于巅顶相关。故本方配伍的宗旨，在于活血散风、养发辟秽。方中使用的甘枣根白皮汁具有“令发易长”的作用，桑根白皮的乙醇及丙酮浸出液有抑制真菌生长的效果，可见对生发防病有益。

近效生发方

【来源】《外台秘要》卷三十二

【组成】蔓荆子　青葙子　莲子草7.25克　附子1枚　碎头发灰2匕（6克）

【用法】上五味，以酒渍，内瓷器中，封闭。经二七日，药成。以乌鸡脂和涂之。先用泔洗，后敷之，数日生长一尺也。

【参考】本方用莲子草、乌鸡脂滋阴润肤养血生发，蔓荆、青葙、附子驱散头皮风寒邪气。碎头发灰能“以发补发”，又“令发不白”，类似脏器疗法，推测可改善脱发者头皮的营养状态。因此，诸药混合外敷，有利于脱发再生。

龙脑膏

【来源】《圣济总录》卷一百一

【组成】龙脑　沉香　白檀香　苏合香　鸡舌香　零陵香　丁香　甘松　木香　藿香　白芷　白附子　细辛　当归　芎䓖　天雄　辛夷　甘菊花　乌喙　防风　蔓荆实　杏仁汤浸去皮尖　秦椒去目及闭口各50克　乌麻油2500克

【用法】以上二十四味，除油外，并细剉，以新绵裹，内锅中入油同煎，候白芷黄色药成，去滓以瓷合收。旋取以手摩头顶发际。

【主治】风痒白屑，长发令黑。

【参考】龙脑即冰片，通窍散郁，其清香为百药之先。沉香纯阳而升，体重而沉，味辛走散，气雄横行，有通天彻地之功。檀香调气而质清香，能引芳香之物上行至极高之分。苏合香辟秽通窍开郁。鸡舌香即母丁香，《本草纲目》：“雄为丁香、雌为鸡舌。”两者皆有温中散寒之功。零陵香祛风寒，辟秽浊。甘松其气芳香，能理气止痛。木香行气止痛。藿香辟秽祛湿。诸香配伍既可燥湿散郁、通窍除秽，又能芳香悦人。用当归、芎䓖、杏仁等活血散瘀，用白芷、细辛、防风、辛夷等祛风燥湿。《本草衍义》：“乌头、乌喙、天雄、附子、侧子凡五等，皆一物也，止以大小、长短、似象而名之”。《本草蒙荃》：“天雄，其气辛上，补上焦阳虚；附子，其气亲下，补下焦阳；乌头，守而不移，居乎中者也；侧子，其气轻扬，宜其发四肢、充皮毛，为治风疹之神妙也；乌喙，其气锋锐，宜其通经络、利关节，寻蹊达经，而直抵病所也”。本方中用白附子、天雄、乌喙均有散寒除湿之功。诸药相配有散寒疏风，辟秽燥湿之功，用菊花引药力上行头部。油煎各药使药性入油中，涂摩发际，使药力直达病所，必对头皮风痒，白屑脱落者有效。

旱莲膏

【来源】《圣济总录》卷一百一

【组成】旱莲子草5000克捣绞取汗400毫升　桐木白皮125克　松叶　防风　芎䓖　白芷　辛夷仁　藁本　沉香　秦艽　商陆　犀角屑　青竹皮　细辛　杜若　牡荆子　零陵香各60克　甘松　天雄　白术　升麻　柏木白皮　枫香脂各30克　生地黄5000克　捣绞取汁1000毫升　乌麻油800毫升　马脂2000克　熊脂4000克　猪脂2000克　蔓菁子油200毫升　枣根白皮90克

【用法】以上三十味，除脂油外，并细剉。以旱莲子地黄等汁，入瓷瓶内浸一宿，取出与脂油同入大锅内，微火煎。候白芷黄色膏成，去滓贮入不津器中。先洗发令净候干，用药涂摩。明旦取桑根白皮二两细剉，以水3000毫升，煮取2000毫升，放温洗发。每夜涂药一次。

【主治】头风白屑，长发令黑。

【参考】旱莲草乃乌发生发之要药；生地乃凉血滋阴之要药，二味药绞取其汁而用之，是本方君药。佐之防风、白芷、秦艽、细辛等药散风燥湿，杜若、零陵香、甘松芳香开窍散郁辟秽。用乌麻油、马脂、熊脂等既可煎出诸药药力，又可以乌润头发，一举两得。本方制备方法较为科学合理，说明我国在美容方面在宋代以前已具备较高水平。但方中所用的犀角屑、熊脂等不但价格昂贵，而且来源稀少，应用时宜适应删减或用代用品。

长发滋荣散

【来源】《御药院方》卷八

【组成】 生姜皮焙干　人参各30克

【用法】 上为细末。每用生姜切断，蘸药末于发落处擦之，隔日用一次。

【主治】 治头发脱落。

【参考】 中医认为，“肺之合皮也，其荣毛也。”“肾之合骨也，其荣发也。”（《素问・五脏生成篇》）表明毛发生长与肺肾精气的衰旺有关一定关系。当肺肾精气不足，感受外来邪侵，每易头发脱落。长发滋荣散用生姜与姜皮散寒饮、开腠理以祛邪，人参补肺气、强肾精以助生发，因此蘸上药擦之，可使头发复生。现代研究表明，生姜含有姜辣素、挥发油等成分，外用于脱发的头发，对头皮有温和的刺激作用，可改善头皮的血液循环，刺激表皮的神经末梢，有助于病态毛发的再生。人参含有皂甙、挥发油、植物甾醇等，外用能使皮肤毛细血管充血，加强血液循环，增强细胞活力，可促进毛发生长，防止毛发脆折。由此推之，古人应用生姜配合人参治疗脱发，寓有深邃的科学道理。

胡 麻 膏

【来源】《医方类聚》卷八十二

【组成】 胡麻油200毫升　腊月猪脂2000克　乌鸡脂200克　丁香45克　甘松香45克　零陵香60克　芎䓖60克　竹叶60克　细辛60克　川椒60克，去目　苜蓿香90克　白芷30克　泽兰30克　大麻仁30克　桑根白皮30克　辛夷30克　桑寄生30克　牡荆子30克　防风60克，去芦头　杏仁90克，汤浸去皮尖双仁　莽草90克　柏叶90克

【用法】 以上药，都细锉，米醋浸一宿，漉出，内入油

猪脂鸡脂中，以慢火煎，候白芷色焦黄膏成，绵滤去滓，以瓷合盛，净洗头，日二用，三十日发生。

【主治】 长发令速生及黑润。

【参考】 白芷、辛夷、防风、细辛等诸药疏风燥湿。柏叶、桑白皮、杏仁等凉血活血破血。川椒温中散寒，除湿杀虫，能治疮疥。泽兰泄热和血，桑寄生、大麻仁滋阴润燥。用诸香药开郁散风，又使香气宜人。方中莽草一味虽然能祛风消肿，治头风癣疥，但有大毒，其性猛烈，使用时不可不慎，亦可不用。如用之，此膏涂擦头时，切勿令入眼中。

生秃乌云油

【来源】《古今图书集成医部登录》卷一百六十五

【组成】 川椒　白芷　川芎各50克　蔓荆子　零陵香附子各15克

【用法】 为粗末，入绢袋，浸香油300毫升，过二十一日，取油擦头上，即生新发。

【主治】 能生须发。

【参考】《本草经集注》谓蔓荆子“主发秃落。”《药性论》亦称之为“治贼风，能长髭发。”医者常用以疏散风热，清利头目，而忘其能长髭发。本方以川芎、白芷、川椒、附子祛风活血散寒，加蔓荆子又助其功，兼能生发，故对风寒脱发者较适宜。

三　圣　膏

【来源】《众妙仙方》卷一

【组成】生黑附子15克　蔓荆子15克　柏子仁15克

【用法】上药共为末，乌鸡脂和匀，捣研，置新瓦上，合封固，百日后取出，涂头上发脱处，日一至数次。

【主治】脱发，令再生。

【参考】 生黑附子为生附子经盐、卤水浸泡数日后再于淡盐卤水中加黄糖、菜油浸渍制成。一般黑附片尚须蒸制，而本处生黑附子则不须再蒸，取其生阳发散力峻之胜耳。蔓荆子苦辛凉，入肝、胃、膀胱经，可散足太阳厥阴风热。柏子仁甘平，养心安神，因含大量油脂，可滋润皮肤，利于毛发生长。三药合用，寒热之性大减，而辛散升发之力加强。本方取效，尤在乌鸡油浸润。乌鸡，又称乌骨鸡，是补虚劳羸弱的食疗佳品，故又称"药鸡"（《动物学大辞典》）。乌鸡脂气味甘寒无毒，李时珍谓能治"光秃发落"，三药末用乌鸡脂调拌均匀，捣研经时，使鸡脂与药末充分混合，并经过百日浸渍，则升发、滋养之力相得益彰，故可使发落而复生。

第三节 乌须发方笺

一、内服方

发白令黑方

【来源】《太平圣惠方》卷第四十一

【组成】 生地黄 2500 克　五加皮 250 克　牛膝 250 克去苗

【用法】 上药以酒浸地黄二宿，曝干后，揔九蒸九曝，同捣细罗为散。每日空心，以温酒调下 6 克。若于羹粥中喫亦得。忌生葱萝卜大蒜等。

【主治】 人年未至四十，头发尽白。

【参考】 头发的营养来源于血，故发有"血余"之说。但其生发之机却根源于肾气，故发又为肾之外华，肾气强盛、精血充足之人，头发浓密、黑亮光泽。反之，头发变得稀疏干焦、枯黄不泽，甚则白发过早出现。方中生地黄酒浸九蒸九晒即成熟地。熟地功能滋阴养血，填精生髓，为补肾之上品，有乌须黑发的作用。怀牛膝补肾益精，止白发。五加皮（南五加皮）补中气益肾精，功效与人参相近。三药相伍，有生精补血、滋补强壮、培元固体、延缓衰老之功，治疗头发早白尤为适宜。

人参方

【来源】《圣济总录》卷一百一

【组成】 人参250克　熟干地黄焙　天门冬去心焙　白茯苓去黑皮各500克　胡麻仁汤浸去皮炒10000克

【用法】 捣罗为末，炼蜜丸如梧桐子大。每服十丸，早食后温酒下。

【主治】 髭发白能变令黑。

【参考】《本草纲目》谓："胡麻，即脂麻也。有迟早二种，黑白赤三色。"以黑脂麻补肝肾、润五脏效果最佳。本方以胡麻为主补肝肾之不足，又以人参培补元气，用熟干地黄滋肾阴、养精血，天门冬上清心肺虚热，下滋肾阴，合茯苓养心脾，安神志。对肝肾阴虚，血枯便结，须发早白者有效。方中胡麻应为胡麻科植物脂麻的种子。亦有将亚麻科植物亚麻称胡麻者，种子中含少量有毒的氰甙，用之不可不辨。

地黄丸

【来源】《圣济总录》卷一百一

【组成】 生地黄汁1000毫升　生姜汁500毫升　巨胜子　熟干地黄焙　旋覆花　干椹子各50克

【用法】 除二味汁外，捣罗为末。先将前二味汁，用银器煎熟，看稀稠，将药末和丸，如弹子大，每夜饮酒半酣后。含化一枚。

【主治】 乌髭发。

【参考】 方中重用生地汁凉血滋阴，又恐寒凉太过，佐以姜汁温之。又以巨胜子（即脂麻）、熟地、干椹子（即桑椹）滋补肝肾，用旋覆花引药下行。黑脂麻、桑椹皆有补肾乌发之效，诸药合用其效更佳。姜汁、旋覆还有健脾除滞之功，以防地黄质厚腻胃之嫌。故本方凉血而不太过，滋阴而不伤脾是其特点。

胡 麻 丸

【来源】《圣济总录》卷一百一

【组成】 胡麻仁炒　杏仁去皮尖双仁炒研各 150 克　黑豆黄 100 克　桂去粗皮 50 克　生地黄捣绞取汁 1000 毫升

【用法】 先将地黄汁，入银锅中，煎三两沸，次入杏仁膏，余药并捣罗为末，投入同煎令稠，丸如梧桐子大，每服十丸，早食后温酒下，临卧再服。

【主治】 髭发白可变令黑。

【参考】 生地、胡麻凉血，滋补肝肾；杏仁既有发散风寒之功，又有下气除喘之力，兼能去头面诸风；黑豆黄益气，润肌肤；又以桂皮益肝肾，通经脉，散风寒。诸药相配治疗肝肾阴虚血热而致白发者有效。

天 麻 丸

【来源】《普济方》卷四十九·头门（出《王氏博济方》）

【组成】 天麻 60 克　木香 15 克　元参 15 克　地榆 15 克　乌头 15 克　附子 15 克，炮裂去皮脐　血竭 3 克

【用法】 上药为末，用白砂蜜 200 毫升、河水 200 毫升，一处熬沸去沫，蜜熟和丸如小豆大，每服二十丸，空心木香

酒下。

【主治】 润颜色，乌髭发。

【参考】 本方适用于内有寒邪、郁结化热而致的髭发黄白。重用天麻，疏散风邪，使正气上行；乌头、附子并用，配以木香，散寒凝、通结气，则经脉气血得以周行。元参、地榆、血竭之用，清蕴热，养阴血，活血通络。其方中已用木香，服法中复用木香酒送下，则其内有结气自此可知。

长 春 丸

【来源】《普济方》卷四十九·头门

【组成】 地骨皮 300 克 熟地黄 300 克 诃子皮 30 克 白芷 30 克 桂心 30 克 杏仁 30 克，去皮尖 川椒 60 克 旋覆花 30 克

【用法】上药各于木臼内捣细为末，炼蜜为丸如梧桐子大，每服五十丸，空心酒下。

【禁忌】 炮制忌用铜铁器，食忌葱蒜。

【主治】 髭发黄白。

【参考】髭发颜色黑白不黑，或少年头发早白，一般认为与血虚、血热有关。本方重用地骨皮、熟地，其意即在养血清虚热，以治病本。余药或敛肾气，或宣肺气，或降胃气，或散外邪，皆属佐使。须发由黄变黑，标志内在气血充沛，故名“长春丸”。

苍 术 丸

【来源】《普济方》卷四十九（出《朱氏集验方》）

【组成】 苍术 茯苓 甘草

【用法】苍术不拘多少，用米泔水浸二三日，逐日换水，候满期取出，刮去黑皮，切片，晒干，用慢火炒令黄色，捣细

末。每一斤末用蒸过茯苓末 180 克，炼蜜和丸如梧桐子大，空心临卧时温开水送下十五丸。另用苍术末 180 克，甘草末 30 克拌匀，作汤送下丸药，日二服。

【禁忌】 忌李、桃、雀、蛤等物三日。

【主治】 髭发黄白。

【参考】 须发色泽不黑，多责血虚、血热，但亦有不因血虚血热，而由湿气遏阻，脾不健运所致者，本方所治，即属后者。全方重用苍术，以内健脾运，外祛风湿，使三焦气化畅行，湿邪从上从下分消而解。伍以茯苓，渗利水湿，运化水谷精微，以养须发，五脏精气亦得以充盛，髭发乃可渐变乌亮。

变白令黑方

【来源】《普济方》卷五十

【组成】 生干地黄 500 克　覆盆子 500 克　地骨皮 500 克

【用法】 上药为末，炼蜜和捣五百杵，丸如梧桐子大，每温以温酒下四十丸，食前服。

【禁忌】 忌食生葱、大蒜、萝卜。

【主治】 须发白。

【参考】《素问·五脏生成论》曰：“肾之合骨也，其荣发也。”表明须发的生长滋养与肾精肾气有密切关系。本方以生地黄养血凉血，覆盆子平补三阴；地骨皮清退虚热，如是则肾阴充，阴血足，虚热去，而须发白可变黑。当然，此种“须发白”当指少白头类型言，对于年老肾气竭之须发斑白效果不好，后者服大剂补肾填精丸剂可延缓变白过程，但亦难完全阻止变白。

地骨皮丸

【来源】《医方类聚》卷八十二

【组成】地骨皮150克　生干地黄150克　牛膝90克，去苗，覆盆子90克　黄芪90克，锉　五味子90克　桃仁120克，去皮尖双仁，别研如膏　菟丝子120克，酒浸三日，曝干，别杵为末，蒺藜子120克，微炒，去刺

【用法】以上药，捣罗为末，下桃仁，搅使相入，炼蜜和，更捣一二千杵，丸如梧桐子大。每日空心，以温酒下四十丸，粥饮下、浆水下亦得。服药十日，即急拔去白者，二十日即黑者却生，神妙不可言。终身不得食蒜、牛肉、生葱、萝卜等。

【主治】变髭发，益气血，坚牙齿，益筋力。

【参考】地骨皮清热凉血，入肾而不凉肾，清骨中之热而不伤元阳，其性甘寒清润，不泥不滞，清热之功更胜黄柏、知母一筹。生地专凉血而滋阴，并能润泽皮肤，乃补肾之要药。牛膝、菟丝子滋补肝肾，益精补髓，加黄芪益气补中，更助肾气。桃仁破血行瘀，能泄血中之热，又泄滞血，能辅地骨皮、生地凉血之功。蒺藜子散风补肾，善行善破，又能凉血养血。恐桃仁、蒺藜子破血祛风太过，又用覆盆子、五味子收涩之品佐其药性。诸药相配能益气血、补肝肾，精血充足自然筋骨强健，须发黑润。

服桑椹法

【来源】《遵生八笺》饮馔服食笺

【组成及用法】桑椹，多收晒干，捣末，蜜和为丸，每日服六十丸。

【主治】使白发变黑，宜久服之。

【参考】桑椹为桑科植物桑的果穗。含有糖、鞣酸、桑椹油（主要成分为亚油酸）、苹果酸、维生素 B_1、B_2、C和胡萝卜素等多种营养成分。古人认为它有补肝益肾、养血滋液、通便熄风等作用，《滇南本草》还特别指出“久服黑发明目”，

本方即是用桑椹使白发变黑的典型方。至于其机理，尚待进一步研究。

黑发乌须方

【来源】《寿世传真》修养宜护持药物第八

【组成】 黑豆10000克，拣去扁破。将乌骨老母鸡一只，煮汤二大碗。无灰老酒二大碗。何首乌120克，鲜者，用竹刀削碎；陈者，用木槌打碎。陈米120克。旱莲草120克。桑椹90克。生地黄120克。归身120克。破故纸60克。俱为㕮咀，拌豆。

【用法】 以酒、汤为水，砂锅大作一料，砂锅小作二料，以文火煮豆，以干为度。去药存豆，取出晾去热气，以磁罐盛之。空心用淡盐汤食一小合。以其曾用鸡汤煮过，早晚宜慎于盖藏，以防蜈蚣也。食完再制。但从此永不可食萝卜。服至半载，须发从内黑出，目明如少，极妙。

【主治】 须发变白，视物不清。

【参考】 须发变白，大都由肾精不充，阴血不荣所致，故方用黑豆、旱莲、桑椹、故纸滋填肾精、益阴养阳，首乌、生地、归身、乌鸡补养阴血、凉血除风，配合陈米健脾、酒助行血，可使精盛血旺，须发自然变黑从内发出。

乌 须 方

【来源】《鲁府禁方》卷二

【组成】 何首乌500克，打碎，面裹蒸一炷香时，去面皮　白茯苓250克去皮　当归250克　苍术500克，米泔浸，去皮熟地黄250克　生地黄250克，黄酒洗　麦冬250克，去心　天冬250克，去心　旱莲花250克　金墨15克，烧去烟　没药15克　乳香15克

【用法】 上药共为细末，黄酒糊面为丸如菉豆大，每服

五十丸，青盐汤送下，日三。二十日见效，百日后改朝暮各一服。

【主治】 须发早白或老年须发发白。

【参考】 须发之生，以肾经经气为根，以血为养。本方首乌、生地、熟地、旱莲诸药补肾填精；生地、当归、二冬养阴生血；二术健脾，茯苓利湿；乳没活血，以达精血充沛，气血畅通，须发得养，故可防止须发变白。

发白返黑方

【来源】《福济全珍》头面病

【组成】 黑芝麻 500 克　红枣 500 克，去皮核

【用法】 黑芝麻九蒸九晒，红枣肉加水熬成膏，与芝麻共捣为丸梧桐子大，每服 10 克，日三。

【主治】 须发早白。

【参考】 黑芝麻色黑入肾，有丰富的营养成分，以之反复蒸晒，养血益精之力转增，可通过补肝肾精血治疗须发过早变白。大枣甘温，亦主养阴和血，与黑芝麻合用，效果更佳。每服 10 克（原书作三钱），梧桐子大小丸粒约 30～50 粒左右。日三服，每次 30 粒即可。

中心还童酒方

【来源】《万病回春》礼集

【组成】 马蔺根 2000 克，土埋三日，取出，洗，切片　黄米 40 千克，煮成糜　陈曲二块，为末　酒酵子二碗　马蔺子 2000 克，土埋三日，取出洗

【用法】 将入土埋过的马蔺子与黄米粥、曲、酒酵共一处做酒。待熟，另用马蔺子并根加水煮十沸，入酒内，每日搅数次，三日后去根，随量酌饮。酒尽则须发尽黑，其酒色亦如漆之黑。

【主治】 乌须发。

【参考】 须属肾，发属心，故须下生而发上生。本方以味甘性温的黄米与入土埋三日之马蔺子酿酒，其酒则有清热利湿、发散走表的功效。马蔺根与马蔺子比较，更长于解毒消炎。这种用黄米与马蔺子酿出的酒色黑如漆，黑色入肾，故补肾清相火以乌须，这是该方与其他以补肾生精取效方之不同点。

乌须酒方

【来源】《万病回春》礼集

【组成】 黄米 60 千克　淮粬十块　麦冬 250 克　天门冬去心 60 克　人参 30 克　生地 125 克　熟地 60 克　枸杞子 60 克　何首乌 125 克　牛膝 30 克　当归 60 克

【用法】 黄米煮靡，余药为末，共入糜中酿酒，待酒熟，如常法榨之。每日清晨饮三杯。

【主治】 乌须发。

【禁忌】 忌食白萝卜、葱、蒜。

【参考】 此补五脏阴阳气血以乌须黑发之方也。发者血之余，须者足少阴精气之所荣也。本方以首乌、熟地填精补肾，人参、当归、天冬、麦冬补气血，和阴阳，并以黄米其性属土，功善健脾之物酿酒以载之，则五脏得养而气血自生。气血盛则须发乌美。

经验乌须方

【来源】《万病回春》礼集

【组成】 枸杞子 4000 克　无灰酒 1000 克　生地黄汁 600 毫升

【用法】 每年冬十月壬癸日，面东采摘大红枸杞子 4000 克，捣破，与好无灰酒 1000 克同盛于磁瓶内，浸二十一日足开封，添生地黄汁 600 毫升，搅匀，却以纸三层封其口。至立春前三十日开瓶，每日空心热饮一杯。至立春后髭须尽黑。服之见效可年年服之。

【禁忌】芜菁、葱、蒜。

【主治】须发黄白。

【参考】此补肾养血、抗衰老以乌须黑发之方。须属肾，禀水气，故下生；发属心，禀火气，故上长。心血不足则发失其光泽，肾气渐衰则须发斑白。本方以十月上好枸杞子与生地黄汁浸于酒中，意在补心血、益肾气、抗衰老，则须发黄白者可复黑。方中枸杞子需十月份、壬癸日、面东而采者，盖由十月在卦为坤，为纯阴之月，此时枸杞秉纯阴之气，益精之力尤佳，壬癸日属水，当其日采摘药力易达于肾；东方属木，冬月为日出之地，晨起面东采摘，益精中亦蕴升阳之力。这是祖国医学“天人相应”思想在药物采集炮制中的具体运用。对此，现代科学虽尚未提出更确当的解释，但实践显示天时对人体生理、病理、药物的性味功用确有影响，因此，本方之选药、采集时间、服用时日亦是不可忽视的因素。

乌须方

【来源】《众妙仙方》卷一

【组成】旱莲草汁

【用法】旱莲草汁不拘多少，每汁一碗，入炼蜜125克，生姜汁125克，和匀，以磁钵盛，于烈日中晒成膏。如急用，以桑柴烧之用砂锅炼成膏，入磁罐盛，放水中一宿出火毒。每日早以酒化一匙服之。

【主治】须发早白。

【参考】旱莲草为菊科植物鳢肠的全草，性味甘酸而凉，入肝肾，凉血止血，补肾益阴，为治须发早白之要药。以新鲜旱莲草打汁，与蜂蜜、姜汁合用，更增加养阴和血，生阳上达之力。于太阳光下曝晒成膏，得自然变化之阳气，力柔而持久。以火熬炼成膏则须出火毒后服用，这是古人从长期医疗实践中总结出来的炮制服食经验，应予以充分的尊重和注意。

一醉不老丹

【来源】《古今图书集成医部全录》卷一百六十五

【组成】 莲花蕊　生地黄　槐角子　五加皮各 100 克　没石子六个

【用法】 以木石臼捣碎，以生绢袋盛药，同好清酒 5000 克，入净罐内，春冬浸一月，秋二十日，夏十日，紧封罐口，浸满日数，任意饮之，以醉为度，须连日服令尽，酒尽而鬚髮白者自黑矣。若不黑，再制，服之自黑，神效。

【主治】 专养血乌须黑发。

【参考】 须发白者，血热也，治宜凉血补肾。本方以莲须、生地黄、槐角子三味凉血、涩精、固肾。没石子，功专入肾固气，引诸药归肾经。方中五加皮能补五劳七伤，现代研究证实刺五加有较人参更好的“适应原”样作用。所谓适应原就是能使机体处于增强非特异性防御能力状态。刺五加能增强机体对有害刺激的抵抗能力，调节机体的病理过程，使其趋于正常化。而且毒性低，对正常生理功能干扰小。有关刺五加的研究有专著论述。五加皮酒在市场上也颇受欢迎。本方除用五加皮外，又加以清心、凉血、涩精、固肾之品，谓其“专养血乌须黑发”，绝非虚传，必有效验。但所谓“任意饮之，以醉为度”却不可取，应以适度为宜。

七 仙 丹

【来源】《古今图书集成医部全录》卷一百六十五

【组成】 何首乌九蒸九晒 200 克　人参　生干地黄酒洗　熟地黄　麦冬　天冬　白茯苓　茴香各 100 克

【用法】 为末，蜜丸弹子大，每一丸细嚼，好酒送下，盐汤亦可。或丸如梧子大，每五七十丸，空心酒下，忌食三白及犯房事。

【主治】 补心肾、驻容颜、黑须发之圣药。

【参考】 何首乌乃补肝肾、精益血、乌须发之要药。佐以人参、茯苓补气宁神；生地、熟地凉血补血；天冬、麦冬润肺滋肾；茴香大补命门。该方补肝肾、益气血，不寒不热，不燥不湿，配伍严谨，实养生美颜乌发之良药。

内服乌须丸

【来源】《古今图书集成医部全录》卷一百六十五

【组成】 胎发　青盐各200克，共入罐内封固，火煅三炷香久，冷定，取出为末　何首乌　冬青子九蒸九晒　旱莲草　当归　枸杞子　生地　茯苓各200克　人参50克

【用法】以水十碗，煮汁五碗，去渣熬膏，将胎发青盐末，入内搅匀，分作数小罐盛之，每空心滚水或酒调下，三五茶匙。

【主治】乌须黑发，因下血多而白者尤宜。

【参考】何首乌、冬青子（即女贞子）、旱莲草均为补肝肾、益精血、乌须发之要药。兼用人参、茯苓补气健脾，当归、枸杞子、生地补血凉血滋阴，用胎发，青盐引入肾经，乌须黑发当有效验。

四物坎离丸

【来源】《古今图书集成医部全录》卷一百六十五

【组成】 熟地黄酒浸捣膏150克　干生地黄酒浸，捣膏　白芍药各75克　当归酒炒　黄柏各100克，盐酒浸炒　知母盐酒，浸炒　侧柏叶炒　槐子各50克　连翘18克

【用法】 为末，蜜丸梧子大，盛磁盒内，放地上，七日晒干收之。每服五六十丸，或温酒或白汤下。

【主治】 善乌须发。

【参考】 熟地、生地、白芍、当归诸药补血活血滋阴，侧柏叶、槐子凉血止血。方中独加黄柏、知母滋肾阴清虚火，配连翘更助其功，诸药相配使凉血滋肾之功更加卓著。血热白发者宜之。

神仙乌云丹

【来源】《古今图书集成医部全录》卷一百六十五

【组成】 何首乌400克，入砂锅内，黑豆同蒸，半日，去豆，用好酒浸七日，晒干，如此七次　旱莲汁　槐子各100克　破故纸200克，酒洗，砂锅内炒黄　梧桐泪50克为末

【用法】 为细末，枣肉1000克，胡桃仁250克，捣为丸梧子大，空心盐汤下五七十丸，服三月勿辍。

【主治】 乌须黑发，返老还童，“神效无比”。

【参考】 以何首乌、旱莲等补肝肾，凉血补血药，佐破故纸（即补骨脂）补肾壮阳。《经验后方》用补骨脂一斤，酒浸一宿，放干，用乌油麻炒熟，将补骨脂为末，醋煮面糊为丸，早晨以酒或盐汤服，可治五劳七伤，乌髭鬓，驻颜色。该药又以益气之枣肉，补肾之胡桃为丸，盐汤引药入肾，此补肾之良药也。

秤　金　丹

【来源】《古今图书集成医部全录》卷一百六十五

【组成】 熟地黄　没石子各50克　地骨皮　莲花蕊　槐角子俱酒浸，夏一日，春秋三日，冬六日，晒干　薄荷各150克　人参　木香各15克

【用法】 为末，蜜丸芡实大，每一丸噙化，温酒送下，日三服。

【主治】 久服须发黑，返老还童。

【参考】 地骨皮、莲蕊、槐角凉血清虚热；熟地、没食子补血滋阴固精；人参、木香补气理气；本方加薄荷取其善行头面，通利六阳之会首，引诸药上行于头，疏风凉血，乌发是其特点。

七宝美髯丹（又名祛老乌须健阳丹）

【来源】《同寿录》卷一

【组成】 赤白何首乌500克，米泔水浸一宿，竹刀刮去皮，用黑豆间层，铜锅内蒸，以豆熟为度，蒸晒七次，去豆用之，忌铁器 破故纸250克，酒浸一宿，东浇水流净，黑芝麻同炒至声尽，去麻用 牛膝250克 枸杞子250克，微炒赤茯苓250克，用黑牛乳汁浸透，蒸，再用黑豆同蒸七次，去豆用菟丝子250克，酒浸一宿，晒干炒 当归身250克，酒洗

【用法】 上药共为细末，炼蜜为丸梧桐子大，每服50粒（空心酒下，午姜汤、晚盐汤下，或皆用酒下）约相当于10克，空心，温酒或米汤、白开水、盐汤下俱可。

【主治】 须发黄白疏落。

【参考】 七宝美髯丹是著名的乌须美发方。方中何首乌大补肾精，以益精乌发为其主要功效，相传该药即由何姓白发老翁因食此物首变乌而得名，故方以之为君药。破故纸一名补骨脂，有补肾阳，壮腰膝作用。枸杞子补肝肾，菟丝子平补三阴之阴，是为臣药。茯苓、当归健脾利湿，养血活血用以为佐。以牛膝引药下行，益人身之本。组方严谨，选药精当，炮制讲究，故数百年来一直被认为是乌发第一方。此方有谓是唐代方，但真正流传于世，则在明中叶以后。李时珍《本草纲目》称："嘉靖初，邵应节真人以七宝美髯丹方上进。世宗肃皇帝服饵有效，连生皇嗣。于是何首乌之方，天下大行矣。"表明本方不止乌须发，亦有强壮和抗衰老作用。

坎离丸

【来源】《年希尧集验良方》卷二

【组成并治法】 黑豆不拘多少，用桑椹汁浸透蒸熟，再浸再蒸，反复5次，晒干为末。红枣量约与黑豆相当，蒸熟，去皮核，捣如泥，与黑豆末为丸或即成饼子。

【用法】 当果食，随便食之。

【主治】 脾虚血少，头发枯黄，体弱乏力

【参考】 本方用黑豆、红枣二药为丸，黑豆色黑入肾，有补肾强精之效，是为坎；红枣色红，主补中气养心血，兼与桑椹相合，养心血之力更为明显，心属火，在封为离，是以可治脾虚血少、肾精不足之体弱乏力、须发枯黄，而以“坎离丸”为名。

桑椹丸

【来源】《年希尧集验良方》卷二

【组成】 干桑椹一觔，九蒸九晒　何首乌去皮生用一觔　沙苑子240克　牛膝180克　白果24枚　黑豆汁120克　鱼鳔240克，蛤粉炒成珠

【用法】 以上为细末，蜜丸如梧桐子大，每服10克，空心盐汤送下，日二。

【主治】 乌须明目。

【参考】 本方以平补三阴达到乌须明目之效。首乌、黑豆补肾；桑椹益心血；沙苑子平补三阴；白果、鱼鳔收敛肺气，纳肾气。五脏气充精足，须发自然乌黑有光泽，目视增强。

二、外用方

必效染白发方

【来源】《外台秘要》卷三十二

【组成及用法】

1. 拣细粒乌豆4升8000克

右1味，以醋浆水16000毫升煮，取800毫升，去却豆。以好灰汁净洗发，待干，以豆汁热涂之。以油帛裹之，经宿开之。待干，即以熊脂涂楷，还以油帛裹，即黑如漆。一涂三年不变，妙验。

2. 捣木槿叶，以热汤和汁洗之。亦佳。

【主治】 白发。

【参考】乌豆，又名黑豆，为豆科植物大豆的黑色种子。细乌豆，指黑大豆之粒细小者。本品含有染料木素，自《千金方》开始，就用醋煮黑大豆，促进它水解，产生色素，用来染发。《必效方》较之《千金方》，记述得更细致。木槿为锦葵科植物，其叶具有清热解毒，滑利导滞的作用。《外台》转引《必效方》用它来染发，其机理尚待阐明。

乌头药

【来源】《御药院方》卷十

【组成】 诃子去核　当归　没食子和皮用　百药煎各30克　醋石榴皮15克　五倍子7.5克

【用法】 上药，同为细末。先用大麦面15克，针砂48克。先用温皂角浆水净洗头发，后上针砂面糊浆药搽遍，后用前件乌头药30克，有使不尽面糊调药，再上针砂。一般用荷叶包裹一宿，温浆水洗净为度。每针砂250克，醋浸五宿，炒干，破为细末。大麦面3匙，荞麦面3匙，二味用好醋调为糊，量发髭多少入针砂。其面糊同调，其口（髭）用荷叶包裹一宿，用温浆水洗。次用醋面糊加减，入药末同调，用荷叶包裹一宿，次日用温水洗净为度。

【参考】 本方转录自《圣济总录》，仅剂量略有出入，用法和主治范围相同，属于染乌须发之方。乌头药中的诃子、没食子、醋石榴皮为植物类染须发药，五倍子、百药煎（后者由五倍子加真茶发酵而成）为动物类染须发药，它们与须发接触，均可将其染得乌黑。当归具有润皮肤散风邪的作用，可改善须发周围皮肤的血液循环状态，使须发变得柔韧，不致因染发药的损害而脆断。本方立意周密，故疗效显著。在使用本方之前，先涂黑色的针砂和大麦面，对改变须发的颜色，有加强作用。使用本方之后，再涂乌髭借春散（由针砂、醋、大麦面、荞麦面组成，详参该方解释。）可使须发染得更黑。

在《御药院方》中，尚有“旧方乌头药”和“新方乌头药”二方。前者系本方加醋石榴皮3克，后者系本方中没食子、醋石榴皮、五倍子量均加倍。二方的主治证与本方相同，不拟赘举。

乌髭借春散

【来源】《御药院方》卷十

【组成】 针砂先炒令赤，投醋中浸一宿，再炒令干　大麦面　荞面三味各炒半匙头

【用法】 上，先以浆水洗髭发，令极净。用醋调上件三味煮糊，热涂在髭发上，用荷叶封裹上，更以帛裹须。临卧时用，次日除去，以温浆水洗净。再晚用次下药涂：

没食子　百药煎　五倍子　诃子　何首乌　当归以上各等分

上为细末，每用半匙头，入大麦面、荞面各半匙头，醋调煮成糊。临卧涂髭发上，依前用荷叶封裹，次日早晨用温浆水洗净，可黑两个月。

【主治】 髭发变白。

【参考】 髭，指嘴上须。髭须变白，是早衰的表现，采用药物使之变黑，对保持仪容健美，尤属不可缺少的措施。乌髭借春散中的针砂系钢针粉末，炒赤氧化，投入醋（乙酸）

浸，产生化学反应，变成醋酸铁的乌黑色化合物。再加入带有粘滑之性的大麦面和荞麦面，以荷叶包裹，起到使黑色的醋酸铁附着在髭发上的作用。次日用浆水洗后，再涂乌头药（由没食子、百药煎、诃子、五倍子、当归组成，详参该方解释）使髭发染色加深，故可达到髭发呈乌黑色的目的。

胡桃膏

【来源】《御药院方》卷十

【组成】新小胡桃3枚

【用法】上一味，和皮捣细。用乳汁400毫升，于银石器内，文武火熬，竹篦子搅成膏。每用时净洗髭发，以笔蘸点髭发上。

【主治】髭发变白。

【参考】胡桃善染髭发使黑，新小青皮尤佳。配合胡桃仁、乳汁悦皮肤、润毛发，共同构成既染发又滋养的复合方剂。因此以此药蘸点髭发，有一定疗效。

菊花散

【来源】《东医宝鉴》外形篇卷四

【组成】甘菊 蔓荆子 侧柏叶 川芎 白芷 细辛 桑白皮 旱莲根茎花叶各30克

【用法】以上剉，每60克浆水三碗，煎至二碗，去滓，洗须发。

【主治】须发黄燥能令黑润。

【参考】菊花疏风清热，明目解毒，专入阳气，能治诸风头眩，又能益血润容，乃祛风之要药。白芷祛风燥湿，和利血脉，通窍行表，为足阳明经祛风散湿主药。川芎行气开郁，祛风燥湿，活血清阳。更加蔓荆子、细辛等以助其祛风燥湿之力。侧柏凉血清血中之热，药理研究证实有明显的抑菌作用。

旱莲草是滋阴凉血、补肾乌须的要药，乌须生发方中多用之。诸药相配伍有祛风润燥、凉血生发的作用，适合制成外洗剂应用。

第四节　其他益须发方笺

一、内服方

桂　心　丸

【来源】《圣济总录》卷一百一

【组成】桂去粗皮　旱莲子草　香白芷　菊花　施覆花　巨胜子　荜澄茄　牛膝酒浸去皮各 50 克

【用法】捣为罗末，炼蜜为丸，如梧桐子大，每服三十丸，盐汤下不拘时。

【主治】髭发枯槁。

【参考】桂、旱莲、巨胜子、牛膝诸药补肝肾、凉血滋阴；荜澄茄暖腰膝、壮阳道；加白芷、菊花、旋覆花清利头风。用盐汤服更助补肾之力。《诸病源候论·毛发病诸候》："足少阴肾经也，肾主骨髓，其华在发。若血气盛，则肾气强，肾气强则骨髓充满，故发润而黑。"本方以补肾为主，兼凉血祛风，对肾虚风燥者适宜。

二、外用方

延年松叶膏

【来源】《外台秘要》卷三十二

【组成】 松叶切，2000克 天雄去皮 松脂 杏仁去皮 白芷各125克 莽草 甘松香 零陵香 甘菊花各30克 秦艽 独活 辛夷人（仁） 香附子 藿香各60克 乌头去皮 蜀淑（按：为“椒”之误）汗 芎䓖 沉香 青木香 牛膝各90克 踯躅花45克，并剉

【用法】 上二十一味，㕮咀，以苦酒600毫升浸一宿。以生麻油2000毫升，微火煎三上三下，苦酒气尽，膏成，去滓，滤，盛贮。以涂发根，日三度，摩之。

【主治】 疗头风鼻塞，头旋发落，白屑风痒，并主之。

【参考】 延年松叶膏针对主治证为风寒湿邪侵袭脑部的特点，并考虑到美容香身的实际需要，采用大量松叶，以其清香气味，除风散寒胜湿，生毛长发止痒。辅以杏仁、羊踯躅花、白芷、莽草、独活、甘菊散风，天雄、乌头驱寒，秦艽、蜀椒、杏仁胜湿，川芎、牛膝、苦酒活血而上行下达，甘松、零陵、辛夷、香附、藿香、沉香、木香去恶气，芳香化浊，再加入麻油助其生发，则病邪可祛，瘙痒可止，发肤自然恢复其乌黑润泽之貌。

治头风白屑方

【来源】《太平圣惠方》卷第四十一

【组成】甘菊花 桑根白皮 附子去皮脐 藁本 松叶 莲子草 蔓荆子 零凌香 桑寄生以上各90克

【用法】上药细剉，每用150克，以生绢袋盛，用桑柴灰汁一㪷（2000毫升），煎令药味出，冷热得所，去药袋，沐头避风，不过五七度差。

【主治】 治头风白屑，经久不差，时时瘙痒。

【参考】 头风白屑是指头皮有白屑脱落伴有瘙痒之感的病患，与今之脂溢性皮炎相类似。其发生原因大抵为外感风邪、伏留不散，致血虚风燥、肌肤失养而成。该方取菊花、桑

白皮、蔓荆子等发散风邪；松叶祛风止痒；附子辛热走而不守，善逐风邪，协同上药以祛伏留不散之风；桑寄生补肝肾而益血脉；零凌香芳香辟秽，辛散上达；藁本辛温升散善治头部疾患。诸药合用可祛散风邪，养血润肤，煎水洗浴能去头之皮屑、止瘙痒，且幽香津津，令人神清气爽。

犀皮汤

【来源】《御药院方》卷八

【组成】 小麦麸75克　半夏汤洗七次，去滑，剉，30克　沉香末15克　生姜30克，和皮用切

【用法】 上都用，药水两碗，入生姜30克，和皮细切，同煎三两沸，生绢滤去滓，取清汁，入龙麝少许搅匀。洗髭发，令润柔易长。

【主治】 治髭发干涩，令润泽。

【参考】 本方属于洗剂，主要用于髭发干涩。方中主药是小麦麸和半夏，半夏气味皆薄，性降而滑，其涎汁涂发，可使“堕落者即生”，还能去面上黑气，消痈肿，具备滋润和治疾的双重作用。小麦麸不仅能“灭瘢痕”益皮肤，且其性粘，可使半夏等药附着在头皮和髭发表面不使流失，以发挥药效。再配合沉香辟秽香发止痒，生姜刺激头发再生，共同起到润发和长发的效果。

头疮膏（方之一）

【来源】《医方类聚》卷七十八

【组成】 黄连120克　蔄茹30克　胡粉30克　黄柏30克

【用法】 上药，捣罗为末，以乌麻油调如膏状，小儿先用米泔水清汁洗去头屑，然后涂此膏，成人则可用米泔清汁浸皂荚水洗净涂药。

【主治】头疮。

【参考】中医所谓“头疮”，实即头癣，如白秃疮相当于西医所谓小孢子头癣，肥疮相当于西医黄癣。头疮的病因，祖国医学认为由体虚腠理开张、风热袭于上；或由湿热内蕴，复感毒邪而成。各种头疮，邪客皮肤，浸淫血脉，或致气血不潮，或致恶血留内，皆可影响头发生长，影响头部观瞻。本方黄连、黄柏苦寒清热，燥湿解毒，故适用于湿热蕴结的黄癣。黄癣又名肥疮，又名堆沙鬎鬁。蔄茹又作藘茹，善蚀恶肉、败疮、死肌，杀疥虫，又可除风热，排脓及恶血；胡粉一名粉锡，乃铅片经反复加工而成，故又名铅粉、铅华、白粉、官粉，为昔日洁肤敷面之要药。胡粉因是铅华，故有杀疥癣，黑须发之效。四物合用，既可清解，又有杀虫，既可祛恶，又可生新，故可治头疮。原文注曰：“不过三上，即差。”

方中胡粉为有毒之物，治头疮病愈则止，过用反受其害，临床应予注意。

头疮膏（方之二）

【来源】《医方类聚》卷七十八

【组成】鲫鱼一条长约15厘米　乱发一团　雄黄3克

【用法】将鲜活鲫鱼洗净，不去鳞，开膛，去肠胃，以乱发填腔令满，以湿纸裹数重，烧为灰，与雄黄同研成末，用腊月炼过猪脂调，更研令匀，如无猪脂，麻油调涂亦可。用时先以米泔清汁洗净疮癣外痂，拭干，涂之。日二、三度用。

【主治】头上一切恶疮、秃疮，诸药不效者，宜用此方。

【参考】本方宜乎病久体虚、诸药不效的头疮及其他恶疮。鲫鱼为鱼中佳品，性味甘温无毒，朱震亨谓其性属土，有调胃实肠之功；李时珍谓其能够补胃。陈藏器谓鲫鱼含五味（泛指调味佐料）煮食，主虚羸。因此，本方以鲫鱼为主，内实以乱发，烧为灰。乱发有活血之功，烧灰研末增加止血的作用。雄黄为含砷的结晶矿石，味苦辛、性温、有毒。专以解毒、杀虫为主。雄黄研末，与鲫鱼、乱发末合之，以猪油或麻油调敷疮癣，共奏活血化瘀、燥湿杀虫、安中补土之效，故可起久治不愈的恶疮、疥癣、头疮。《千金方》、《危氏得效方》等都记载了类似的验方，足见该方疗疮癣有较好的疗效。

治癞头方

【来源】《不药良方》[王（桂舟）站柱撰]

【组成】 白萝卜一个　麝香1克

【用法】 萝卜捣烂，与麝香调匀，以敷头上，外用纱布包之

【主治】 头癣。

【参考】 本方适用于风热袭虚，气血失和之白癣。方中白萝卜味辛甘性平，解毒下气；麝香芳香辟秽、通经活络、消肿止痛，二药敷头，药力直达病所，故可取得较好疗效。

令发不落方

【来源】 光绪年间验方

【组成】 榧子三个　核桃三个　侧柏叶30克。

【用法】 共捣烂，泡在雪水内，梳头。

【参考】 发为血之余，为肾之外华。《内经素问 · 上古天真论》称："肾气实，发与齿更"，若肾气虚，则可引致发落。本方滋肾、凉血、润燥，或可有护发之功焉。

令发易长方

【来源】 光绪年间验方

【组成】 东行枣根三尺（90厘米）

【用法】 横卧甑上，蒸之两头汁出，收取涂发，即易长。

【参考】 本方为慈禧及光绪所常用，其效验待进一步证

实。按发为血余，枣根可活血清热祛风，性平味甘无毒，故有效，可参见《本草经集注》及《本草纲目》。

令发易长又方

【来源】光绪年间验方

【组成】 桑叶 麻叶

【用法】“煮水洗发七次，可长数尺”。

【参考】 本方疏风清热，有益于头发的保健如去屑、止痒等。所云“可长数尺”，恐为过誉之词。本方之类似方亦考见于《太平圣惠方》中，可以溯源参考。

香发散

【来源】清·光绪三十一年七月初五日，老佛爷香发散。

【组成】零陵草 30 克 辛夷 15 克 玫瑰花 15 克 檀香 18 克 川锦纹 12 克 甘草 12 克 粉丹皮 12 克 山柰 9 克 公丁香 9 克 细辛 3 克 苏合油 9 克 白芷 90 克

【用法】 共为细末，用苏合油拌匀，晾干，再研细面，用时掺匀发上篦去。

【主治】发有油腻，勿用水洗，将药掺上一篦即净。久用发落重生，至老不白。

【参考】本方多数为性温气厚之品，可能是取其有通窍、辟秽及温养的作用，可以香发，又可保护头发过早变白。方中的零陵草，即《山海经》中的薰草，《开宝本草》中的香草，《名医别录》载可“去臭恶气”。至于山柰，《本草纲目》有“山柰生于山中，人家栽之，根叶皆如生姜，作樟木香气”之说。《名医别录》更云辛夷“生鬚髮”。所用檀香、细辛、白芷及公丁香，与取其香性当有关。方中之所以加用川锦纹与粉丹皮，可能与加强本方之抑制细菌和霉菌的活性有关，达到香发护发作用。

第五章

体形健美笺谱

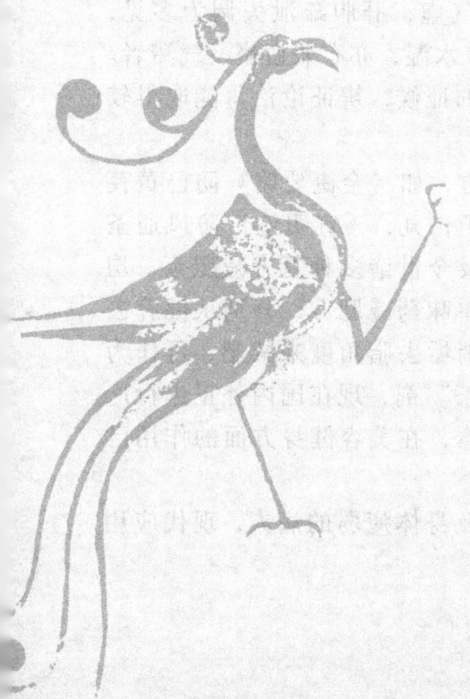

第一节　概　述

本章内容为古代用于减肥，增肥体形健美之方剂，共5首方。

肥胖是由于机体生理、生化机能的改变而导致脂肪组织过多造成的。在除外水潴留或肌肉发达情况下，一般认为体重超过同年龄性别之正常值标准的20%者，即为肥胖。

中医对于肥胖症早有认识。首先认为，肥胖与人之先天禀赋有关；与过食肥甘厚味有关，摄入精美过多，有余部分化为膏脂，蓄积过多而肥胖；亦与外感湿邪内蕴有关；情志失调，脏腑功能失常亦是发生肥胖的因素。本病多为本虚标实之证。本虚以脾肾气虚，肝胆疏泄失调为多见，标实以膏脂、痰浊为主，常兼水湿，亦有兼血瘀、气滞者。临床多是标本虚实错杂多样的证候，辨证论治每能取得较好疗效。

目前已知一些经方或古方，如《金匮要略》防己黄芪汤、泽泻汤，《伤寒论》麻子仁丸，《宣明论》防风通圣散，《证治要诀》荷叶散等及今世诸多种复方减肥茶，均有减肥之效。本章介绍三首单味药减肥方，分别从健脾去湿、活血化瘀、通利二便、消垢去脂角度来减肥，可作为一般家庭自备药品。其中“茶”剂，现在国内外正进行广泛研究，我国乌龙茶畅销日本，在美容健身方面的作用已属家喻户晓。

增肥，适宜于营养缺乏及身体瘦弱的病人，现代应用较少。

第二节 减肥方笺

内服方

葛氏服药取白方（方之二）

【来源】《葛洪肘后备急方》卷六

【组成及用法】 取三树桃花，阴干，末之，食前，服3克，日三。姚云：并细腰身。

【主治】 令人面白，并细腰身。

【参考】 桃花苦平，无毒，利水，活血，通便。服之使血脉通畅，浊秽尽去，从而“悦泽人面”，令人面白。因服后使人大便通利，排便次数增多，故久服可使肥者腰身变细，起到减肥美化形体作用。本方在《太平圣惠方》一书中也有记载，是以粥饮调下6克。

茶

【来源】《本草拾遗》

【组成】 茶叶

【用法】 开水冲泡，随时饮用。

【主治】 久食令人瘦，去人脂。

【参考】 茶，又名荼，茗，是现今人们日常生活中不可少的饮料之一。茶叶，以其“味苦，饮之使人益思、少卧、轻身，明目”。（《神农本草经》）“久食令人瘦，去人脂。”（《本草拾遗》）“入肺清痰利水，入心清热解毒，是以垢腻能降，炙煿能解。”（《本草求真》），从而具有清凉、解毒、止渴、利尿、消疲提神、消垢去腻、清心怡神、延年益寿之功效。茶叶的营养价值、药效作用现今已被国内外广泛研究，并取得很大进展。茶能活血化瘀，促进血液中纤维蛋白元的溶解，降低血脂，防止血栓形成，有减肥健美的作用。其中乌龙茶的美容健身作用广为人知。

新制双术法

【来源】《玉楸药解》卷一

【组成及用法】 选於、茅二术，坚实肥鲜者各500克，别器，泔浸，换水令浸透，去皮切片，晒。用黄芪、沙参、生姜、半夏各250克煎浓汁浸白术。大枣、龙眼、砂仁各250克煎浓汁浸苍术。各用磁盘隔布铺盖湿米，砂锅蒸透晒干，再浸再蒸汁尽而止，量加暖水温中之品，合煎久饵。

【主治】 肥人之病。

【参考】 本方功用主治记载于清·王燕昌所撰《王氏医存》一书中。王氏提出“肥人多痰，大半因湿。……盖不病则津液为脂膏，病则作湿酿痰也。”“肥人之病，皆因脾湿致胃生痰……欲治此痰，当早健其脾，使不伤湿，痰无由生。”“按治法渗湿使不作痰……黄坤载《玉楸药解》制二术方，最能健脾去湿。”按上法炮炙所得苍白术具有补脾益气，燥湿利水之功。视情况酌加少量干姜、高良姜、吴芋、川拔等温中之品，更加强暖脾作用。肥人久食，使脾气健，水湿得以运化，湿去则令人瘦。

第三节 增肥方笺

内服方

肥白方

【来源】《葛洪肘后备急方》卷六

【组成及用法】 大豆黄炒，舂如作酱滓，取纯黄 2400 克，捣，筛。炼猪脂和令熟，丸，酒服二十丸，日再，渐加至三、四十丸，服尽 1000 克，不出一月，即大能食，肥白，试用之。

【主治】 黑瘦。

【参考】 服用本方能增进食欲，使瘦人变为肥白。大豆黄，即大豆黄卷，系黑大豆发芽后晒干而成。含较丰富蛋白质、脂肪和碳水化合物及胡萝卜素 A、维生素 B_1、B_2、烟酸等。具有一定营养价值。《名医别录》云，可“益气，去黑皯，润泽皮毛”。又猪脂可补虚润燥，利血脉，悦皮肤。二者和为丸，如梧桐子大，以米酒送服，以通血脉，润皮肤，散湿气，有增进食欲，加强营养之效。因此，营养不良之黑瘦者可试用之。

煎猪肪、羊肝羹方

【来源】《养老奉亲书》上籍

【组成及用法】

一、煎猪肪方：猪肪未中水者 250 克。

上入葱白一茎于铛内，煎令葱黄即止。候冷暖如身体，空腹顿服之令尽，暖盖覆卧。至日晡后，乃白粥调糜。过三日后，宜服羊肝羹。

二、羊肝羹方：

羊肝一具，去筋膜细切。羊脊膑肉两条，细切。枸杞根2500克，剉。以水3000毫升，煮取800毫升，去滓。釉末16克。

上用枸杞汁煮前羊肝等，令烂。入豉一小盏，葱白七茎切，以五味调和作羹，空腹饱食之。后三日，慎食如上法。

【主治】 老人瘦弱疲乏，“大虚羸困极”。

【参考】 老年人宜瘦而忌胖，故有“花钱难买老来瘦”的俗语。但一般来说，以体重略低于标准体重（在10%以内）为好。倘过于消瘦，不仅影响体形的健美，抵抗疾病的能力也相应下降。因此，假如老人体重低于标准体重的15%以上，经多方检查又未发现其他疾病，应设法适当增肥。

唐宋时代，风俗以肥胖为美。煎猪肪、羊肝羹即是当时行之有效的增肥良方。方中采用让瘦弱老人先服猪脂肪三日，每日250克，以补人脂。继食羊肝、羊脊膑肉，大补精血，培其内脏之根本。瘦人多浮火，故煎枸杞根汁以清其虚热；弱人消化力差，故入釉末以助其消化。空腹饱食，既利于吸收，又可增强补益之力。“慎食如上法”是指禁食生冷、醋滑、五辛、陈臭等，以防止因进食不当而产生他病，影响增肥效果。

第六章 护肤助美笺谱

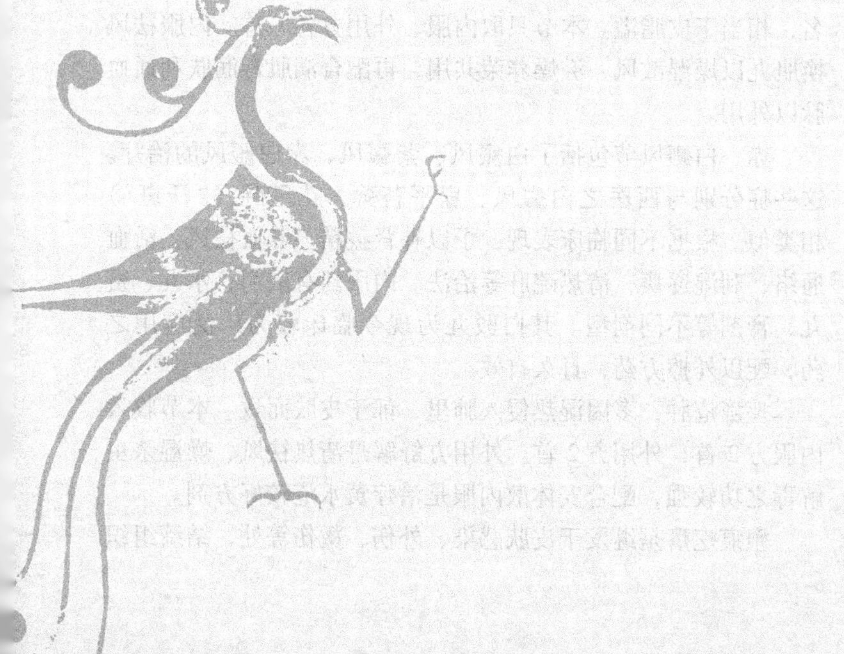

第一节 概 述

本章所摘选的护肤助美方剂，属中医皮肤病范畴。包括以下七方面的内容，共载方50首。

皮肤瘙痒症是一种常见皮肤病，临床表现为自觉皮肤发痒，搔抓后可引起抓痕、丘疹、血痂、渗液、痂皮、皮肤肥厚、色素沉着，苔藓样变。中医统称为诸痒、痒症、风瘙痒等。治疗以内服、外用相结合。本章介绍内服方7首，外用方6首，体现了中医散风解表止痒、除湿止痒、养血润肤止痒、杀虫止痒等治疗方法。内服以散剂为多，简便易服，其中苦参散、乌蛇散为临床较多用，行之有较好疗效之方剂。外用以药煎汤浴洗为宜。

白屑风是因其面部皮损处反复脱落白屑，伴有瘙痒而得名，相当于皮脂溢。本节只取内服、外用方各1首。内服祛风换肌丸以燥湿散风、滋燥养荣共用，再配合润肌膏润肤和通血脉以外用。

赤、白癜风节包括了白癜风、紫癜风、赤白癜风的治疗。这些症分别与西医之白癜风、扁平苔藓、花斑藓（“汗斑”）相类似。根据不同临床表现，予以补肾益精，养血祛风，活血通络，利湿逐痰，清热疏肝等治法。内服药有散剂、水丸、蜜丸、膏剂等不同剂型。其白驳丸为现今临床较为广泛应用之药，配以外擦方药，日久自效。

痤痱疮肿，多因湿热侵入肺里，郁于皮肤而致。本节收入内服方2首，外用方2首。外用方舒解丹清热祛风、燥湿杀虫解毒之功较强，配合安体散内服是治疗黄水疮较好方剂。

瘢痕疙瘩是继发于皮肤感染、外伤、烫伤等处，结缔组织大量增生所致。出现一些高出皮面、表面光滑、颜色浅红，或与皮色相似，形状、大小、数目不定摸之较硬无自觉症状，或有时有瘙痒和刺痛的肿块，有碍于人体美容。治疗以药外敷，活血化瘀软坚散结，以期消瘢灭痕。《小品》灭瘢膏方中先以甘草汤洗瘢，再涂药，有其独到之处。鸡矢白、鹰粪白、僵蚕等药为灭瘢之常用药。

手足皲裂的防治是本章第七节之内容。手足皴裂是冬季常见的一种皮肤病。由于工作中经常摩擦、破伤、浸渍或冬令触冒风寒，使之气血凝滞不通，不能濡养肌肤，以致皮肤弹性减低而发生燥裂。在足跟、手指等处发生深浅不等，长短不一的裂隙，甚至出血，常有疼痛。本病以外治为主。本章既有润肤防裂的手膏方（如外用方的前 10 首方），又有简便行之有效的治疗方（如手足麻裂疮方）。部分身体虚弱病人需内服药，则可用当归饮子方益气养血荣筋。

最后有疣痣的治疗方 4 首，供临床参考。

第二节　治疗皮肤瘙痒症方笺

一、内服方

苦参散方（方之一）

【来源】《太平圣惠方》卷第二十四

【组成】 苦参 30 克剉　苍耳苗 30 克　蔓荆子 30 克　牡荆子 30 克　晚蚕砂 30 克　白蒺藜 30 克微炒去刺　晚蚕蛾 15 克　玄参 30 克　胡麻子 30 克　蛇床子 30 克　天麻 30 克　乳香 15 克

【用法】上药，捣细罗为散，每服不计时候，以紫笋茶调下6克。

【主治】遍身瘙痒不可止。

【参考】遍身瘙痒大抵属于皮肤瘙痒症一类。其表现为阵发性发作，痒之轻重不一，剧则瘙痒难忍，以致影响睡眠。久则由于经常搔抓出现血痂，色素沉着，苔藓样变，皮肤变得粗糙，其状苦不堪言。此症老年人尤为多见。其病因多为血虚津亏，肌肤失养，或因风湿蕴于肌肤，不得疏泄而致发本病。苦参散中苦参、苍耳苗、蔓荆子、牡荆子、白蒺藜、天麻散风祛湿以除蕴于肌肤之风湿外邪，复以胡麻子、玄参、晚蚕蛾补肝肾、益精血，配伍乳香活血行气，使精血流通，滋润全身皮肤，从而风燥不生。本方诸品，祛邪扶正兼备，内补外散相合，标本兼顾，实为治疗皮肤瘙痒之良方。

乌蛇散方

【来源】《太平圣惠方》卷第二十四

【组成】 乌蛇60克酒浸去皮骨微炙　干蝎15克微炒　玄参30克　秦艽30克去苗　赤箭60（30）克　麻黄15克去根节　猪牙皂荚15克炙黄　枳壳15克麸炒微黄去瓤

【用法】 上药，捣细罗为散，每服不计时候，以温酒调下6克。

【主治】 治风热客于皮肤，遍身瘙痒。

【参考】 赤箭，即天麻。乌蛇，即乌梢蛇。味甘，性平，无毒。能外达皮肤，内通经络，其透骨搜风之力最强。瘾疹瘙痒，症势深固，而风毒壅于血分之病，常以其为主药，称之为“截风要药”。秦艽可祛风湿止痒，近代研究其有一定的抗过敏、抗组织胺作用，能使毛细血管渗透性明显降低，有皮质类固醇样作用，多与全蝎或乌梢蛇并用，治疗顽固性皮肤瘙痒性疾患。

治风瘙痒不可忍方

【来源】《太平圣惠方》卷第二十四

【组成】乌蛇 60 克酒浸去皮骨炙微黄　枳壳 1 克麸炒微黄去瓤　干荷叶 15 克

【用法】上药，捣细罗为散，每晚不计时候，用温蜜酒调下 6 克。

【主治】风瘙痒不可忍。

【参考】皮肤瘙痒久而不愈乃风邪入络所致。运用祛风除湿之药虽为正治，但并非草木之品皆能所为。当须以力猛效宏的虫类走窜之品，搜风剔络，方可为功。乌蛇甘平，无毒，善行而功专祛风，能内通经络，外达皮肤，其搜风祛邪之力最强。辅以荷叶、枳壳理气升清祛湿。三味研末成散，以温酒调服，加强祛邪通络的作用。该方简便易行，对皮肤瘙痒之顽症最为适宜。

蒺藜散方

【来源】《太平圣惠方》卷第六十九

【组成】白蒺藜 1 克微炒去刺　羚羊角屑 1 克　黄芩 15 克　细辛 15 克　人参 15 克去芦头　苦参 15 克剉　蛇床子 15 克　秦艽 15 克去苗　防风 15 克去芦头　麻黄 15 克去根节　当归 15 克剉微炒　甘草 15 克炙微赤剉　莽草 1 克微炙　枳壳 15 克麸炒微黄去瓤

【用法】上药，捣筛为散，每服 9 克，以水 200 毫升，煎至六分，去滓，不计时候温服。

【主治】治妇人风瘙，皮肤中如虫行，搔之作疮，面肿心烦。

【参考】风瘙瘾疹类似现今荨麻疹一类病患。有骤然发作，迅速消退的特点。每发则皮肤剧烈瘙痒，出现大小不等或红或白的风团，形如豆瓣，堆累成片，此起彼伏，消退后不留痕迹。病因多为体虚气弱，卫表不固，肌腠空疏，复感外邪，郁于皮肤肌腠之间而发。方中白蒺藜、细辛、麻黄、秦艽、防风轻清宣发、疏散郁于肌表之风邪，有抗过敏反应的作用；苦参、蛇床子燥湿止痒；羚羊角、黄芩清肺卫风热；人参、当归益气养血，扶正祛邪，可增强机体免疫功能。诸药合用，寒热相配，补泄宣通，使祛邪而不伤正，扶正而不恋邪。外邪去则痒疹自瘥，正气充则肌表固密，症无复发之虑。值得指出，方中莽草一味，辛温有毒，可祛风消肿。据《中药大辞典》载：今考证与狭叶茴香相符。狭叶茴香的根或根皮做药用名为“红茴香根”，其性味苦温有大毒。内服需慎重。

鬼箭羽散方

【来源】《太平圣惠方》卷第二十四

【组成】 鬼箭羽30克　白蔹30克　白蒺藜30克微炒去刺　白矾30克烧令汁尽　防风60克去芦头　甘草30克炙微赤剉

【用法】 上药，捣细罗为散，以粟米粉五合拭身了，不计时候，以温水调下6克。

【主治】 风瘾疹，累医不效。

【参考】风瘾疹包括现代医学所言荨麻疹一类的皮肤病。因内蕴湿热，复感风寒，郁于皮腠而发；或因禀赋不受，又食鱼虾等腥荤动风之物所致。皮肤出现大小不等的风团，小如麻粒，大如豆瓣，甚则成块成片，剧痒，时隐时现。本方具有祛风、燥湿、活血、养血、润肤、止痒功效。白矾的主要成分为硫酸钾铝，具有消痰燥湿杀虫止痒解毒作用，但只可暂用，不宜久服。

苦参圆方

【来源】《太平圣惠方》卷第六十五

【组成】 苦参750克水浸一宿细切煨干　菖蒲125克　乌蛇250克浸去皮骨炙微黄

【用法】 上药，捣罗为末，炼蜜和捣三五百杵，圆如梧桐子大，每服不计时候，以熟水下三十圆。

【主治】 治一切癣，皮肤瘙痒。

【参考】 癣是真菌感染性疾病。生于身体皮肤者为体癣。初起为淡红色斑点，以后逐渐扩大呈现有鳞屑的炎症红斑，境界清楚，边缘明显，多为环形，瘙痒难忍。发生之原因为风湿邪气客于腠理，与气血相搏，留而不去所成。该方苦参燥湿祛风，杀虫止痒，对皮肤真菌有抑制作用，为治疗疥癣瘙痒之主药。菖蒲苦温去湿除风。乌蛇无毒，能祛风通络搜剔留滞经络之风邪。三药相合，相互既济，增强祛风除湿通络散邪的作用，对皮肤真菌感染之瘙痒当有功效。

桦皮散

【来源】《太平惠民和剂局方》卷之八

【组成】 杏仁去皮尖，用水一碗，于银铫子内熬，候水减一半已来，取出放令干，荆芥穗各60克　枳壳去瓤用炭火烧存性取出于湿纸上令冷　桦皮烧成灰各120克　甘草炙15克

【用法】 上药除杏仁外，余药都捣罗为末。却将杏仁别研令极细，冷用诸药末旋旋入研令匀。每服6克，食后温酒调下，日进三服。疮疥甚者，每日频服。

【主治】 治肺脏风毒，遍身疮疥，及瘾疹瘙痒，搔之成疮。又治面上风刺，及妇人粉刺。

【参考】 疮疥、瘾疹、面上粉刺，或因湿热之邪侵入肺卫，郁于皮肤；或因过食肥甘厚味，肺胃蕴毒日久化火，兼受风湿而成。肺主皮毛，它通过宣发作用将水谷精微输布到体表，以滋养周身皮肤、毛发。并使之维持正常抗御外邪功能。因此，皮肤之疮疥、瘾疹、面上粉刺的治疗，亦大多从调整肺脏功能入手。桦皮散中桦皮苦寒无毒，能清热散风利湿；杏仁、荆芥穗宣肺散风，杀虫治疮；配以枳壳下气消食，去胃中湿热。共奏宣肺散风，清热利湿，杀虫止痒之功。用于治疗瘾疹、粉刺可谓药证相合，自能取验。

二、外用方

防风浴汤方

【来源】《太平圣惠方》卷第二十四

【组成】 防风90克 蒴藋切2000克 羊桃根90克 石南30克 秦艽30克 川升麻30克 苦参90克 茵芋30克 白蒺藜30克 蛇床子30克 白矾30克 枳壳30克

【用法】 上药，细剉，都以水14000毫升，煎至10000毫升，去滓，于煖室中洗浴，令汗出避风冷。

【主治】 风瘙痒不可止。

【参考】皮肤瘙痒或因风湿之邪搏结郁于肌肤，玄府为之闭塞，津液不能布散，血脉失于流通，故瘙痒难忍，缠绵不愈。本方中蒴藋为忍冬科植物蒴藋的全草或根，其性味甘酸温，有祛风除湿，活血散瘀之功。《别录》言：“主风瘙瘾疹身痒，湿痹。可作浴汤”。诸药相伍，煎汤洗浴，有祛风除湿，活血行气的功效。使风湿祛，玄府通，血脉流畅，津液四布，肌肤滋润，自无瘙痒之苦。且煎汤洗浴既简便效捷，又无内服汤药碍胃之弊。

洗汤方

【来源】《太平圣惠方》卷第二十四

【组成】 苦参150克 漏芦150克 枳壳150克 白蒺藜150克 楮树茎叶150克

【用法】 上药，细剉，以水2000毫升，煎至400毫升去滓，以绵蘸拭痒处，日七八度差。

【主治】治风疹痒闷，搔之汁出生疮。

【参考】 皮肤瘙痒，经久搔抓皮肤，继发感染或湿疹样变，多为风湿蕴阻肌肤失养所致。方中枳壳、白蒺藜辛以散风；楮树茎叶凉血利水；苦参、漏芦均为苦寒清热，燥湿杀虫要药。用本方煎汁外涂患处，可使痒除疮愈。

蛇床子汤洗方

【来源】《太平圣惠方》卷第六十九

【组成】 蛇床子600克 蒺藜皮600克 防风90克 川大黄30克 大戟90克 茺蔚子400克 白矾60克

【用法】 上药，捣筛，以水2000毫升，煎至1000毫升。次入酒400毫升，更煎十余沸，去滓，看冷暖，于避风处洗之。

【主治】 治妇人血风，举体痒如虫行皮肤上，搔之皮起欲成疮。

【参考】 皮肤瘙痒，状如虫行皮肤上，苦不堪言。血虚风燥，皮肤失养，或风湿客于腠理不得疏泄则是其发病原因。该方以蛇床子、防风、蒺藜皮散风祛湿；茺蔚子、大黄活血行血，解散皮肤血分之风邪，有血行风自灭之妙；大戟、白矾燥湿行水，收敛止痒。诸药煎汤洗浴，大能除客于皮肤之风湿邪气，且兑酒以增强活血行血之功，使皮肤血脉流通，肌肤得气血所养，从而瘙痒自除。

枫香洗汤方

【来源】《太平圣惠方》卷二十四

【组成】枫香250克　芎䓖60克　川大黄60克　黄芩60克　苦参90克　当归60克　川升麻60克　甘草60克　射干60克　蛇床子30克

【用法】上药，并生用，捣粗罗为散，每用150克，以水2000毫升，煮取1000毫升，去滓，看冷热洗病上，日二度用之。

【主治】风瘾疹。

【参考】此为治疗皮肤瘾疹的外洗方。诸药合用可清热散风活血通络，利水除湿。可用治因风、热、湿邪引起之皮肤瘙痒。

洗　澡　药

【来源】《御药院方》卷八

【组成】干荷叶1000克　威灵仙去土　藁本去土　藿香叶　零陵　茅香各500克　甘松去土　香白芷各250克

【用法】上为粗末，每用60克，生绢袋盛。用水二桶，约8000毫升，煎三沸，放稍热，于无风处淋渫了，避风少时。如水少时，更添入熟热水，斟量得所使用，勿令添入冷水，药末不添。

【主治】淋渫一切诸风。常用治遍身瘙痒，光腻皮肤。

【参考】渫，音xiè（屑），淘去污浊。淋渫，指用水洗涤，从而祛除污垢，在这里则指洗薰祛风邪以止瘙痒。方中干荷叶气味清香，长于活血散瘀，为祛风之先导；威灵仙、藁本、白芷通十二经脉，祛众风，散头面及皮肤风邪，止疮疹风痒。藿香、零陵、茅香、甘松可芳化污浊，香身辟秽，白芷又具光润皮肤，悦泽颜色的作用。诸药配合，治疗皮肤粗糙、瘙痒等症，当有较好效果。

治风瘙瘾疹方（自拟名）

【来源】《本草纲目》卷二十四

【组成及用法】 赤小豆 荆芥穗等分，为末，鸡子清调涂之。

【主治】 风瘙瘾疹。

【参考】 荆芥穗可“散风热，清头目，利咽喉，消疮肿”（《本草纲目》）；赤小豆能“清热和血，利水通经，宽肠理气”（《本草再新》）；鸡子白甘寒无毒，“和赤小豆末，涂一切热毒丹肿腮痛神效。”（《本草纲目》）。诸药合用，具有清热散风，利水和血之功，故可用于风热郁于皮腠而发之风瘙瘾疹。

第三节 治疗白屑风方笺

一、内服方

祛风换肌丸

【来源】《医宗金鉴》卷六十三

【组成】 大胡麻 苍术（炒） 牛膝（酒洗） 石菖蒲 苦参 何首乌（生） 花粉 威灵仙各 60 克 当归身 川芎 甘草（生）各 30 克

【用法】 上为细末，陈煮酒跌丸绿豆大，每服 6 克，白滚水送下，忌鱼腥、发物、火酒。

【主治】 白屑风。

【参考】 白屑风是因其面部皮损处反复脱落白屑，伴有瘙痒而得名。《外科正宗》说："白屑风多生于头面耳项发中，初起微痒，久则渐生白屑，叠叠飞起，脱之又生"。相当于西医所言之皮脂溢，临床分干燥皮脂溢和油腻皮脂溢两种。风湿郁表，血虚风燥为其成因。该方以苍术、石菖蒲、苦参、威灵仙燥湿散风，以祛郁表之邪；当归、川芎、牛膝补血之虚；复以何首乌、天花粉养阴生津，滋燥养荣。如此合用，使风湿去而瘙痒止，肌肤润则白屑除，自无病痛之忧。本方亦见于《外科正宗》一书。

二、外用方

润肌膏（方之一）

【来源】《医宗金鉴》卷六十三

【组成】 香油 120 克　奶酥油 60 克　当归 15 克　紫草 3 克

【用法】 将当归、紫草入二油内，浸二日，文火煤焦去渣；加黄蜡 15 克熔化尽，用布滤倾碗内，不时用柳枝搅令成膏。每用少许，日擦二次。

【主治】 白屑风，肌肤燥裂者。

【参考】 白屑风、肌肤燥裂皆因血虚风燥，皮肤失于濡养而成。此膏中香油为芝麻之脂；酥油为牛、羊奶加工提炼而成，有润肌肤和通血脉的功效。当归、紫草补血、活血，浸油中文火熬炼，则使药物有效成份溶于油中。以此油膏擦皮肤直接作用于局部，具有滋润肌肤，促进创伤愈合的作用，故能消除燥裂。

第四节 治疗赤白癜风方笺

一、内服方

苦参散方（方之二）

【来源】《太平圣惠方》卷第二十四

【组成】 苦参90克剉 露蜂房60克微炒 松脂60克 附子60克炮裂去皮脐 栀子仁60克 乌蛇90克酒浸去皮骨炙微黄 木兰皮60克

【用法】 上药，捣细罗为散，每服不计时候，以温酒调下6克。宜常吃萝卜菜，勿食鸡雀肉，忌猪鱼大蒜湿面等。

【主治】 治肺脏久积风毒，皮肤生白癜不止。

【参考】 白癜，即今之白癜风。是因皮肤色素脱失而发生的局限性白色斑片。常好发于颜面及躯干，以后渐渐扩大，形状不规则，颜色乳白，周围色素加深，无自觉症状。患此病虽无痛痒，但却影响美容，给病人造成一定的精神负担。中医认为本病发生的原因为风湿之邪客入玄府，致使气血失和，血不荣养皮肤而成。本方中松脂，即松香，其性味苦甘温，可祛风燥湿，排脓，拔毒，疗赤白癜风。全方以苦参、木兰皮、栀子仁燥湿，清皮肤中郁热；松脂、露蜂房祛风燥湿为治白癜风之要药；乌蛇甘平，祛风通络，有再揖之功，诸药得其力，使皮肤风祛湿除，气血和畅，皮肤得气之温煦，血之滋养，病损渐渐消失。

桑枝煎方

【来源】《太平圣惠方》卷第二十四

【组成】 桑枝5000 克剉 益母草 1500 克剉

【用法】 上药,以水 10000 毫升，慢火煮至1000 毫升，滤去滓，入小铛内，熬为膏。每夜卧时，用温酒调服 100 克。

【主治】 紫癜风。

【参考】《证治准绳》紫癜风记载:“夫紫癜风者，由皮肤生紫癜，搔之皮起”。类似西医之扁平苔藓。皮损系斑丘疹或融合成斑块或条带状浸润、肥厚，表面紫红色光滑，自觉剧痒。中医认为是风湿蕴阻肌肤而发。治疗以袪风利湿，活血通络。

方中桑枝为主药，其性苦平，可祛风湿，利关节，行水气。《本草纲目》记载，治“遍体风痒，……久服轻身，聪明耳目，令人光泽”。“用嫩条细切一升，熬香煎饮，亦无禁忌，久服终身不患偏风”。益母草，其性味辛微苦，可活血袪瘀消水，“主瘾疹痒”，“入面药，令人光泽，治粉刺。”二者共熬膏，以酒送服，使风湿去，血脉和，斑点自除。

胡麻丸

【来源】《外科正宗》卷四

【组成】 大胡麻125 克 防风 威灵仙 石菖蒲 苦参各60 克 白附子 独活各 30 克 甘草 15 克

【用法】 上为细末,新安酒浆跌成丸子。每服 6 克，形瘦者 4. 5 克，食后，临卧，白滚汤送下。忌动风、发物、海腥，煎炒鸡、鹅、羊肉，火酒等件。愈后戒百日。

【主治】 赤白癜风。初起皮肤作痒，后发癜风，渐生开大者。

【参考】 明代外科学家陈实功指出:“紫白癜风乃一体二

种，紫因血滞，白因气滞，总由热体风湿所浸，凝滞毛孔，气血不行所致，此皆从外来矣”。初起皮肤作痒，是由于皮肤毛窍闭塞引起。因此本方用大胡麻为主药，在扶正的同时，逐风湿气。配合防风、白附子、独活散风，灵仙、菖蒲、苦参除湿，甘草和诸药而解百毒，使风祛湿除，赤白癜风当能消散。

追风丸

【来源】《万病回春》耻集

【组成】何首乌　荆芥　苍术米泔水浸　苦参各等分

【用法】上药为末,用大肥皂角十余枚，去皮弦剉碎，煮汁去滓，入面少许，打糊为丸如梧桐子大，每服五十丸，空心清茶送下。日服。

【主治】白癜风。

【参考】本方适用于肝肾不足,风湿外侵，致经脉气血，不畅所致的白癜风。其中何首乌生用，入肝经养血祛风，兼以入肾涩精，以强正气。荆芥、苍术、苦参俱有祛风之能，而荆芥善祛风寒，苍术善祛风湿，苦参则擅祛湿热。三药与首乌合用扶正祛邪兼施。更以皂角煎汤，糊面为丸，则祛风逐痰之力倍增，故可治白癜风。

白驳丸

【来源】《简明中医皮肤病学》

【组成】鸡血藤　首乌藤　当归　赤芍　红花　黑豆皮　防风各30克　白蒺藜60克　陈皮　补骨脂各15克

【用法】共为细末,炼蜜为丸，每丸重9克。

【主治】白癜风。

【参考】肝气失调,气血违和，皮肤失养而发白癜。方中以当归、赤芍、红花养血活血；鸡血藤、首乌藤养血通络；黑豆皮、补骨脂补肾益精；陈皮理气；防风、白蒺藜疏风。以上药物共奏疏肝养血之功，是求因治病之方。

二、外用方

紫白癜风方

【来源】《万病回春》耽集

【组成】附子　硫黄各等分

【用法】二药共为细末，生姜自然汁调匀成糊状，用新粗布沾水洗净患处，以茄蒂沾药糊擦患处。白癜风用白茄蒂，紫癜风用紫茄蒂。

【主治】白癜风、紫癜风。

【参考】白癜风有因六淫外袭引起者，有因肝郁气滞或肝肾阴虚所致者。本方附子、硫黄均系大热之品，故适用于风寒之邪侵袭经脉所致之白癜风，取附子辛热走窜，硫黄振奋阳气以利皮肤色素之沉积也。茄蒂性味无记载，但《本草纲目》载“生切，擦癜风”，表明用此物沾附硫末确比其他物效果较好。

肥皂方

【来源】《外科正宗》卷四

【组成】皂角　甘松　山柰　白芷各6克　密陀僧　白附子　朝脑各3克　楮实子　绿豆粉各9克

【用法】上为细末用，去皮弦。肥皂500克槌匀，洗擦患处，日久自效。

【主治】赤白癜风，酒刺，雀斑。

【参考】赤白癜风、酒刺、雀斑三症，形成原因都与风湿之邪搏结于外，火郁血分孙络有关。肥皂方为外治法，方用皂角配合朝脑（樟脑），白附子、白芷散风除湿，涤垢止痒，密陀僧、楮实子除䵟黯，益颜色。甘松、山柰气味芳香，可辟秽化浊。绿豆粉解诸毒，降浮风，除湿邪，润皮肤。因此，制成肥皂外用，对于上述三症，有暂时改善症状作用。

第五节 治疗痤痱疮肿方笺

一、内服方

栀子荆芥汤

【来源】《普门医品》卷二十一

【组成】 炒栀子3克 荆芥3克 黄芩酒炒3克 川芎酒浸3克 白芷3克 白芍药酒炒3克 桔梗3克 生地黄酒洗3克 升麻3克 枳壳麸炒3克 煨大黄3克 甘草1.5克

【用法】 水400毫升，煎八分，食后服。

【主治】 面上生疮及肿。

【参考】 面为足阳明胃经布散之地，阳明热盛，上熏于面则为痤、为疮、为肿。本方旨在清泄阳明实热，兼以表散，配以调和气血。属保持颜面美观而治除疾病的范畴。

安体散

【来源】《洞天奥旨》卷之十一

【组成】 茯苓9克 苍术6克 荆芥6克 防风3克 黄芩3克 当归15克 蒲公英6克 半夏3克

【用法】 水煎服四剂。

【主治】 黄水疮。

【参考】 黄水疮，在《医宗金鉴》记载："黄水疮，初如粟米，而痒，破流黄水，浸淫成片，随处可生"。与今之传染性化脓性疾患——脓疱病相似，夏秋季多见，小儿易患，好发于暴露部位。本病多因湿热之邪，侵入肺卫，郁于皮肤，肺卫有热，脾胃有湿，二气交杂，内外相搏而发。方中以荆、防、黄芩、蒲公英清散肺卫热毒；茯苓、苍术、半夏以利湿；现代研究，当归对多种细菌有抗菌作用。

二、外用方

苦参汤

【来源】《外科正宗》卷四

【组成】 苦参 125 克　大昌蒲 60 克

【用法】 用河水五瓢，同煎数滚。添水二瓢，盖片时。临洗，和入公猪胆汁四、五枚，淋洗患上，不二、三次痊愈。愈后避风，忌食发物。

【主治】 痤痱疮作痒，抓之又疼，如坐糠稳，难以安睡。

【参考】 明·外科学家陈实功指出："痤痱者，密如撒粟，尖如芒刺，痒痛非常，浑身草刺，此因热体见风，毛窍所闭"。因此，采用苦参清热除湿，菖蒲活血散风，配合公猪胆汁凉血解毒，可使体表热清风祛，痤痱自愈。现代研究表明，猪胆汁有消炎、抗过敏作用，利于表皮炎症及变态反应病变的恢复。

舒解丹

【来源】《洞天奥旨》卷之十一

【组成】 雄黄 15 克　防风 15 克　荆芥 9 克　苦参 9 克

【用法】 水煎汤洗疮。

【主治】 黄水疮。

【参考】 本方有清热、祛风、燥湿、杀虫、解毒之功。现代药理研究，雄黄、苦参均具有抗菌作用。煎剂洗疮即愈。

沐浴一方

【来源】 光绪年间，皇太后用沐浴方二分。

【组成】 精草36克 茵陈36克 决明36克 桑枝36克 白菊花36克 木瓜45克 桑叶45克 青皮45克

【用法】 水煎沐浴。

【参考】 洗澡即古之沐浴。《周礼·曲礼篇》载：“头有疮则沐，身有疮则浴”。古并有以“溻渍”以名浴四肢，以“淋射”名浴腹背者，沐浴则为日常健美的经常措施。沐浴之中，有清洁浴、镇静浴及药浴等。药浴通常于解除疲劳之外，更有消毒、灭菌、防治疾病和使皮肤健美功效。本方为西太后所用，以清风热、清头目、利湿热为主，其中谷精草有抗绿脓杆菌作用，尤妙。

第六节 治疗瘢痕疙瘩方笺

外用方

《小品》灭瘢膏方

【来源】《刘涓子鬼遗方》卷第五

【组成】 鸡矢白30克 辛夷仁1.2克 白附子0.6克 细辛0.6克

【用法】 上四味，酒浸一宿，以羊脂1200克微火煎三上三下，去滓，伤瘢以甘草汤洗讫，涂之。一方有桂心0.6克。

【主治】 瘢痕疙瘩。

【参考】 方中鸡矢白可“灭瘢痕”。辛夷，“能治面生皯皰。面脂用，主光华”。白附子，治“面皯瘢疵”，“头面痕，入面脂用”。又现药理研究，辛夷15% ~30%煎剂对多种致病性真菌有抑制作用；细辛具有抑菌、麻醉、镇痛作用。以上四味均是治瘢痕疙瘩之常用药。羊脂作为赋型剂。本方用法独到之处，是先以甘草汤洗伤瘢，再敷药。据研究，甘草之成分甘草酸铵、甘草次酸钠能有效地影响皮下肉芽囊肿炎症的渗出期及增生期。临床报道，甘草汤治疗皮肤炎症（过敏性皮炎、湿疹、牛皮癣）、手足皲裂均有满意效果。

六物灭瘢膏方

【来源】《刘涓子鬼遗方》卷第五

【组成】 衣中白鱼　鸡矢白　鹰粪白　芍药　白蔹　白蜂等分

【用法】 上药研如粉，以乳汁和，涂瘢上，日三良。

【主治】 瘢痕疙瘩。

【参考】 创口愈合后皮肉高突不平，成瘢痕疙瘩状，故名。本病一般多在皮肤破伤后3 ~6个月之间，发生于曾有破伤的皮肤周围。少数病例亦可在健康皮肤上出现。在瘢痕形成后，皮肉高突，色淡红或暗红，质硬，常有痒痛，或无自觉症状，形成长圆不一，大小不等，有的好象蟹足，或如蜈蚣，在逐渐扩大到一定限度后，常自会停止生长。

方中芍药，在皮科中常赤、白并用，取其养血活血之功，而达润肤之效。鸡矢白，苦咸凉，可利水、泄热、祛风、解毒。在《别录》、《日华子本草》及《医林纂要》中分别称其有“软坚去积”，“灭瘢痕”之作用。现今报道，用鸡矢白与人乳按比例制成白色乳剂治疗角膜斑痕。白蔹，其性味苦甘辛凉，可清热解毒散结生肌止痛。鹰粪白微寒有小毒，主治“伤挞灭痕”。陶弘景曰：单用不能灭瘢，须合僵蚕、衣鱼之属为膏，乃效。”衣鱼，为衣鱼科昆虫衣鱼的全虫。多生于古旧的房屋和古书中，畏光好蠹食书籍、衣服及浆糊、胶质物质。《本经》言其可“涂疮，灭瘢”。

灭瘢痕方（方之一）

【来源】《备急千金要方》卷六

【组成】 禹余粮　半夏等分

【用法】 上药为细末，以鸡子黄和，先以新布拭瘢令赤，以药涂之，日二次。勿见风。十日差，十年者亦减。

【主治】 瘢痕。

【参考】 瘢痕指由外伤、金创、痈疡所形成的皮肤瘢痕组织。倘瘢痕正在颜面、颈项、胸臂等裸露部分，则明显影响美观，有的还会影响邻近器官的功能，因此，消瘢灭痕很早就为医家所注意。本方对瘢痕消除有一定作用。方中半夏须生用，生半夏味大辛，对皮肤有刺激作用，药理实验证明其提取物中有烟碱样扩张毛细血管作用，故可治疗瘢痕。禹余粮系褐铁矿的天然粉末，含三氧化二铁及其他杂质，色褐色或黄色，故有改变瘢痕皮肤颜色使之接近正常肤色作用。鸡子黄又是一味大有补益作用的食物性药，味甘性平，善养心血，滋阴润燥。现代药理研究表明其中富含蛋白质，脂肪及大量卵磷脂，因此，有利于表皮细胞的生长。其用法亦颇具匠心；以洁净的新布（白布为佳）搽拭患处，使之发红（充血），则药物易于发挥作用，产生生皮灭瘢效验。

灭瘢痕方（方之二）

【来源】《太平圣惠方》卷第四十

【组成】 鹰屎白 200 克　辛夷 30 克去毛壳　白附子 1 克生用　杜若 1 克　细辛 15 克

【用法】 上药，捣筛为散，以酒 200 毫升，浸三宿，用羊脂 1200 克，以慢火同煎候酒欲尽，绵滤去滓，再熬成膏，于瓷盒中盛，以敷瘢上，日三五度妙。

【主治】 治一切疮，瘥后赤黑瘢痕不灭，时复痒不止。

【参考】 瘢痕一般多发生于皮肤感染、外伤、烫伤后3～6个月间，在曾有破损的皮肤处出现皮肉高突、表现光滑、颜色淡红或暗红、质硬、或有痒痛，或无不适。因其形状长圆不一，大小不等，有的似蟹足，有的如蜈蚣，故古称“肉龟疮”，以其形象而命名，今称瘢痕疙瘩。本病的发生是因风热邪毒留注肌肤与湿邪相搏，使血瘀凝滞而成。方中鹰屎白，微寒，为治伤挞灭瘢痕之要药，辛夷、杜若，辛香走窜，有散风祛邪之功；白附子、细辛可祛风止痛。诸药酒浸，配以羊脂熬炼成膏外用，则有祛风，散热毒，活血脉，通经络，润肌肤，止痛痒，灭瘢痕的作用。

灭瘢痕方（方之三）

【来源】 《太平圣惠方》卷第四十

【组成】 鹰屎白75克 白僵蚕60克

【用法】 上药，捣罗为末。每用时，以蜜和如稀汤，涂于瘢上，日三上用之。

【主治】 治一切疮，瘥后赤黑瘢痕不灭，时复痒不止。

【参考】 鹰屎白、白僵蚕均是灭瘢常用药。前者性微寒，有小毒，有消积、杀虫、去面疱皯黯及瘢痕作用。陶弘景认为，本品单用不能去瘢，须合僵蚕、衣鱼之属为膏乃效。方中鹰屎白量一般略多于僵蚕，为本，蜜和之，取蜜有和营卫、润脏腑、通三焦、调脾胃之效以助药力，久用之则可使瘢处生新皮肉。

灭瘢痕方（方之四）

【来源】 《医方类聚》卷七十八、头面门（千金方）

【组成】 猪脂1500克 白芷30克 当归30克 鹰屎白

15 克

【用法】 将猪脂拌于鸡饲料内，饲乌鸡一只，三日令尽，取鸡屎白，与白芷、当归同煎，候白芷色黄，去滓，与鹰屎白搅，令稀稠得所，敷瘢上，日三。

【主治】 瘢痕。

【参考】 瘢痕者，为皮肤损伤，疮肿后所遗也。其处或光白而薄，或赤肿如疙瘩，皆不若正常皮肤光润有弹性，且无生长能力。治之须以润肤、活血、益气为治。猪脂甘、微寒，性能滋润，有利血脉，散风热，悦皮肤，生毛发之效。然以猪脂直涂，不能有明显作用，故以之饲乌鸡，令鸡大量食之，则脂不能尽消而随屎而下。乌骨鸡得木水之精，入肝肾血分。鸡屎白性微寒，利小便、止遗尿，尤有“灭瘢痕”之功。是一举而得猪脂、屎白之效。鹰屎白亦主灭瘢痕；当归、白芷活血散风，引诸药之力外达于皮肤，久用之，瘢处自可生新血脉、皮肤，而赤肿疙瘩者，可转柔软，与正常皮肉差近矣。

灭瘢方

【来源】 《医方类聚》卷七十八·头面门（《千金月令》）

【组成】 萱草花不拘多少

【用法】 取花晒干，细研，蜜调涂瘢上。

【主治】 一切疮、创所致瘢痕。

【参考】 萱草花，又名金针花。气味甘凉无毒。煮食，可治小便赤涩，身体烦热，除酒疸，李时珍谓其“消食，利湿热”。苏颂《新修本草》则认为“作菹，利胸膈，安五脏，令人好欢乐，无忧，轻身明目”。则本品不但有清热利湿之功，尚有散结利胸膈之效。多服可“轻身明目”，提示该药亦有养肝益肾之效。以此既散又补之品，和以润肌肤之蜂蜜，可收灭瘢生新肤之效。且金针花所在皆有，极易获得，亦利久用。

第七节　治疗手足皲裂方笺

一、内服方

当归饮子

【来源】《外科正宗》卷四

【组成】当归　川芎　白芍　生地　防风　白蒺藜　荆芥　何首乌各3克　黄芪　甘草各1.5克

【用法】水二盅，煎八分，食远服。

【主治】手足破裂。亦治血燥皮肤作痒，及风热疮疥瘙痒或疼痛。

【参考】上述主治症，均属血虚肌热为风邪所袭，故用四物汤以养血清热，荆芥、防风、蒺藜、首乌以散风，黄芪甘草固表安中，使邪去而正气得固，诸疴自愈。

二、外用方

古今录验手膏方

【来源】《外台秘要》卷三十二

【组成】白芷125克　芎䓖　藁本　葳蕤　冬瓜人（仁）楝人（仁）各90克　桃人（仁）2000克，去皮　枣肉20枚　猪胰4具　冬瓜瓤汁200毫升　橘肉10枚　瓜蒌子10枚

【用法】上十二味，以水1200毫升，煮取400毫升。酒600毫升，挼猪胰取汁。桃人（仁）研入，以洗手面。

【参考】本方是用于手皴裂、无光泽的外用护肤膏剂。

方中用川芎、桃仁、白芷、藁本活血散风，楝仁杀虫止痒，冬瓜仁、瓤、瓜蒌子、猪胰润肤增白、葳蕤、枣肉、橘肉粘润防裂。再加酒行药势，可使手部皴裂之皮肤较快得到恢复。

治手皱方

【来源】《太平圣惠方》卷四十

【组成】 猪蹄二具 白粱米2000克以水2000毫升与猪蹄同煮极烂取汁600毫升后药用 白芷30克 商陆90克 白茯苓90克 葳蕤30克 藁本60克 桃仁600克汤浸去皮

【用法】 以上药，捣筛，以前药汁更研，入桃仁都煮取2000克，滤去滓，瓷合中盛之，纳甘松香、零陵香末各30克，入膏中搅令匀，每夜卧时，用涂手面极良。

【主治】 治手皱。

【参考】 本方以具有和中益气、补血填精、润肤防裂作用之猪蹄，白粱米煎汁作为药之基质。白芷、白茯苓、葳蕤、藁本、桃仁、商陆诸药能除皯，灭瘢，长肌肤，悦颜色。又兑入具有浓烈香气之甘松香、零陵香末成膏，一则使手膏芳馨辟秽，又加强去皮肤皯𪒠之效。故每夜用以涂手面自可使皮肤润泽细腻，白嫩无皱。

香药澡豆方

【来源】《太平圣惠方》卷四十

【组成】 大豆10000克 赤小豆800克 苜蓿150克 零陵香150克 冬瓜仁1200克 丁香60克 麝香15克细研 茅香60克 猪胰五具细切。

【用法】 以上药捣细罗为散，与猪胰相合，捣令匀，每洗手面，常用之良。

【主治】 治手干燥，常少润腻。

【参考】 大豆，指黑大豆。《本草拾遗》云："久服好颜色，变白不老。”古代养生家推为服食佳品，认为能使人“容颜红白，永不憔悴”，作为配制澡豆的基质。赤小豆、苜蓿具有健脾胃，营养皮肤功效。冬瓜仁是滋润肌肤，祛斑增白要药。配以四香，使澡豆芳香宜人，而且有洁白肌肤的作用。诸药与猪胰相合，可达润肤防裂之功。

洗手檀香散

【来源】《御药院方》卷十

【组成】 藿香　甘松　吴白芷　藁本净　瓜蒌根　零陵香各 60 克　大皂角去皮子，250 克　茅香 75 克　白檀 30 克　楮桃儿 100 克　糯米 2000 克

【用法】 上十一味为细末，纱罗子罗如常，洗手使用。

【参考】 本方中白檀气味清香，既能辟秽化浊，又能治“面生黑子”，洗手、洗面堪称佳品。再配合藿、茅、零陵、甘松诸香增其芬芳气味，藁本、檀、桃灭皮肤疵皯而益颜色，糯米行营卫中积血，皂角除污垢及湿邪。诸药和合，对手面皮肤污垢皴裂最为适宜。

淖　手　药

【来源】《御药院方》卷十

【组成】 瓜蒌连子皮一个，剉细　土瓜连子皮细剉，五个　杏仁去皮尖，二十个

【用法】上各细剉，用绵包于器合内，酒浸。每洗手讫，涂淖手。临睡使用。

【参考】 淖，音闹（nào），作泥、泥沼解。淖手，就是将药膏涂搽在手上。淖手药系一种晚间临睡前在手上涂抹的药膏。从药物组成和功效来看，瓜蒌可除手面皴皱，土瓜行血散结解毒，辅以杏仁消肿止痒疗皰，黄酒和血而行药势，对于手部皮肤皴皱生皰者，较为适合。

手膏方（方之一）

【来源】《太平圣惠方》卷四十

【组成】白芷 120 克　芎䓖 90 克　藁本 90 克　葳蕤 90 克　冬瓜仁 90 克　楝子仁 90 克　桃仁 500 克汤浸去皮研如膏　枣肉二十枚　猪胰三具细切　冬瓜瓤 120 克　陈橘皮 30 克　瓜蒌子 90 克

【用法】以上药，细剉，以水 1600 毫升，煮取 600 毫升，去滓，别以好酒 600 毫升，挼猪胰取汁，入研了桃仁，并前药汁，都令搅匀，更煎成膏，以瓷器中盛贮，先净洗手，拭干涂之。

【主治】涂手令润泽。

【参考】本方以桃仁为主药，它是常用的美容良药，具有润肤泽颜，去黑斑、粉刺之效。冬瓜瓤可除垢去浊，《本草纲目》言其“洗面澡身，去䵟䵴，令人悦泽白皙”。仁，同样也能“去皮肤风及黑䵟，润肌肤”（《日华子本草》），“令人悦泽好颜色”（《神农本草经》）。又配白芷、藁本、葳蕤、瓜蒌仁一派祛除垢浊，润肤泽颜之药，以加强美容之功。再佐以枣仁、橘皮、川楝子、酒，补脾胃，益气血，活血通脉营养皮肤。更用猪胰煎成膏，收润肤防裂之功。日常用以涂手，自能使皮肤白皙润泽。

手膏方（方之二）

【来源】《医方类聚》卷八十

【组成】桃仁 60 克，汤浸，去皮　杏仁 90 克，汤浸，去皮　桔子仁 200 克　赤匏十枚　辛夷 30 克　芎䓖 30 克　当归 30 克　大枣 30 枚　牛脑 30 克　羊脑 30 克　狗脑 30 克

【用法】以上药，细锉，先以酒 200 毫升，渍诸脑，又别以酒 1200 毫升，煮赤匏令烂，绢裹，绞去滓，乃入诸脑等，

后以绵裹诸药内酒中，慢火煎欲成膏，绞去滓，更煎膏成，以瓷器盛之，五日以后堪用，先净洗手讫，取膏涂之，甚光润，切忌近火。

【主治】令手润白。

【参考】本方以祛风活血之药用牛、羊、狗脑共炼成膏。牛羊狗脑内除含丰富的卵磷脂、蛋白质、氨基酸外，还含有少量激素，故对皮肤有明显地保护作用，所以此方应是较佳的手膏方。

手膏方（方之三）

【来源】《医方类聚》卷八十

【组成】瓜蒌瓤60克　杏仁30克，汤浸，去皮

【用法】以上药，同研成膏，以蜜令稀稠得所，每夜涂手。

【主治】令手光润，冬不粗皴。

【参考】瓜蒌瓤润肺、化痰、散结，《山西中药志》谓："瓜瓤洗手，治冻裂"。配以杏仁润燥之品，用蜜调合。蜜乃补中、润燥、解毒之品，含有丰富的营养物质，与上药配合能使寒冬时节手不粗皴。且药味简单，配制方便，可为家庭自制冬令润手膏。

润肌膏（方之二）

【来源】《外科正宗》卷四

【组成】麻油125克　当归15克　紫草3克

【用法】上三味同熬，药枯滤清，将油再熬，加黄蜡15克化尽，倾入碗内。顿冷，搽擦患上，渐愈矣。

【主治】手足破裂，亦可用于秃疮干枯，白斑作痒，发脱。

【参考】手足破裂为干枯之象，多由肌肤有热，骤被风

寒所袭，凝滞血脉，致气血不能荣养肌肤而成。润肌膏用当归、紫草理血解肌肤之热，麻油濡润皮肤，因此对手足破裂的恢复可收到一定效果。

手足皴裂疮方

【来源】《洞天奥旨》卷十二

【组成及用法】 以萝卜汁煎洗之，次以腊月羊脂燃油滴入裂口即愈，如无羊脂，以白及研细末，热水调稠滴入裂口亦效。

【主治】 手足皴裂疮。

【参考】 手足皴裂是冬季常见的一种皮肤病。《外科启玄》皴裂疮口记载：“……冬月间手足皴裂成疮，裂口出血，肿痛难忍。”本病因气血不和，外受风寒，血脉凝滞，致使肌肤失养而发病。后世用白及粉 15 克，猪油 60 克，调匀，外搽。亦是与此同义。

滋润手面方

【来源】《福济全珍》头面门

【组成】 杏仁粉 3 克　杏花末 3 克　猪胰子一具　密陀僧 1.5 克　红枣二个，去皮核

【用法】 上四药共为细末，入枣肉，捣如泥，好黄酒二杯浸之，一昼夜许即可用。每日早晚洗手脸后敷之。

【主治】 手面皮肤枯涩不华，久用令皮肤光润。

【参考】 本方不但可以润泽皮肤，而且可以治疗多种癣类皮肤病。方中杏仁宣肺降气，杏花轻扬上浮，色白质嫩，主悦人颜色，二物是古代方中常用的美容药。密陀僧旧时取自方铅矿提炼银、铅时沉积于炉底的副产品，今多自铅熔化后的浆液中提取，冷却后使用。主要成分为氧化铅，同时还可有二氧化铅、沙石等杂质。使用时以甘草水煮过，研细，外用。该药味咸辛，性平，有毒，有消肿杀虫，收敛防腐作用。现代研究

表明：2%密陀僧膏在试管中对共心性毛癣菌、薰色毛癣菌、红色毛癣菌及铁锈色小芽孢菌有抑制作用；浓度4%时，对絮状表皮癣菌、石膏样毛癣菌、足跖毛癣菌、趾间毛癣菌等多种菌呈抑制作用，水浸剂（1:3）在试管内对多种皮肤真菌也有不同程度的抑制作用。作为外用药可减轻炎症。故本方对各种原因引起的皮癣以及由癣引致的皮肤不华皆有疗效。

第八节　治疗疣痣方笺

一、内服方

小品疗面黯灭瘢痕除皯去黑䵟方

【来源】《外台秘要》卷三十二

【组成】　荠苨15克　桂心7.5克

【用法】上二味捣筛，以酢浆水服3克，日一止，即脱。

【主治】　面皯、黑䵟。

【参考】荠苨甘寒，擅长清热解毒、化痰灭瘢。桂心辛温，擅长壮元阳，通血脉，去瘜肉，除面皯。二味捣筛，以“白人肤”的酸浆水送服，当有一定灭瘢除黖效果。特别对于因肾阳不振、浊气上冲、瘀血凝结于面部所形成的黑痣面黯，疗效较佳。

二、外用方

头面赘疣方

【来源】《福济全珍》头面病

【组成】 蜘蛛丝适量

【用法】 以蜘蛛丝缠疣上，七日即消落，屡验。

【主治】 头面赘疣。

【参考】 赘疣又称疣赘，简称“疣”，俗呼“瘊子”，系风邪搏于肌肤或肝虚血弱筋气不荣所致。亦有扁平疣、寻常疣、传染性软疣等多种。本方所治多为有蒂之寻常疣，单发，体小者可以使用。蜘蛛丝又称蜘蛛网，有止血，愈疮之能。《唐本草》始载以蜘蛛丝缠疣赘，并云“七日消落，有验”，此处云“屡验”，亦是经验之谈。临床对体实、疣少而小的病例可以使用，而对疣目多发，伴其他症状者，当配合其他内服外敷之法。

灰 米 膏

【来源】 《外科正宗》卷四

【组成及用法】 用成块火灰，减（按：似应作“碱”）水调稠，将白川米插入灰内，留半米在外，片时许。候米熟，用米点痣上，可落矣。

【主治】 黑子痣。

【参考】 陈实功谓：“黑子，痣名也。此肾中浊气，混滞于阳，阳气收束，结成黑子，坚而不散。”并认为灰米膏适用于面部黑子痣，浮浅不能拔出者。用灰米膏点痣，取其腐蚀之力。痣落以后，宜干掺珍珠散以生皮，忌酱醋，无斑。

去面上黡子黑痣方

【来源】 《备急千金要方》卷六

【组成】 白旃檀一块　鹰屎白不拘多少

【用法】 夜以暖浆水洗面，以新布揩黡子令赤痛，水研白旃檀，取汁令浓，以涂黡子上，次旦以暖浆水洗之，复以鹰屎白粉敷其上。

【主治】 去面上黑痣。

【参考】 靥子即黑痣。由肾中浊气滞于经络血分而成。有自幼生者，有中年生者。《诸病源候论·瘿瘤等病诸候》云："夫人血气充盛，则皮肤润悦，不生疵瘕；若虚损，则黑痣变生……" 表明黑痣的发生与肾虚有关。本方以白檀香研汁涂痣上，取其辛温发散，芳香化浊之意。鹰屎白入药，主要作用为去面皰皯䵳及灭瘢痕药。二药配用，去痣效果更佳。

第七章

辟秽香身笺谱

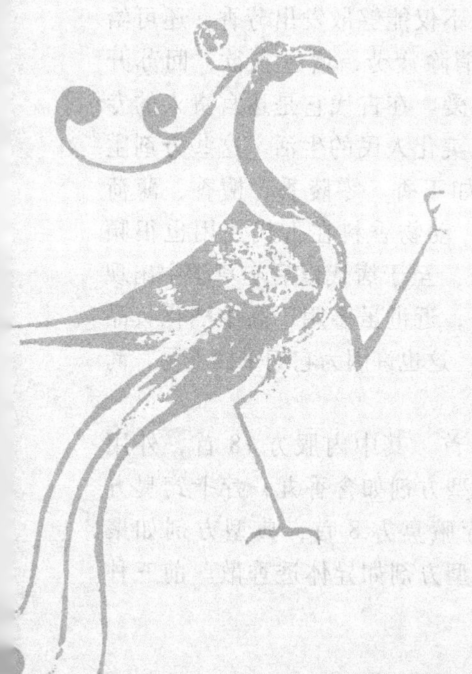

第一节 概 述

辟秽香身，是指采用含有香料的方剂，清除身体特定部位的污浊、肮脏气味，或改变躯体原有的气味，从而达到美容的目的。

中医认为，躯体特定部位产生秽浊之气，是脏腑受邪气所侵，机能失调的表现。例如：口气臭秽系胃肠受寒热诸邪之扰，失于和降而致；七窍臭秽系胃肠道素有积滞，或肺、大肠蓄结痈脓上蒸而致；腋气狐臭系多由气血违和，湿热之毒郁于腠理而致。因此治疗这类疾病，在局部抹擦药剂改变臭味的同时，必须审证求因，内服药物以清除外来入侵之邪，才能从根本上解除患者疾苦。

香身方剂，若应用适度，不仅能够散发出芳香，还可给人以身心爽快的享受，帮助消除疲劳，增进食欲，回苏开窍，抑菌防病，故深受人们喜爱。在古代它是达官贵人的专用品，近年正逐步挖掘，用以美化人民的生活。这些方剂主要采用天然香料配制，其中如丁香、零陵香、檀香、薄荷等，当今仍是受人欢迎之品，动物香料在古代使用也很频繁，最常见到的是麝香和甲香。至于唐代以后本草学中出现的龙涎香、灵猫香、海狸香等，近世虽多用于高中档化妆品中，历代香身配方却很少收录。这也许因为它们采摘不易，尚有待于进一步推敲原委。

本章收载辟秽香身方 31 首，其中内服方 18 首，外用方 13 首。疗口臭方 9 首，典型方剂如含香丸；疗七窍臭方 2 首，典型方剂如五香丸；疗腋臭方 8 首，典型方剂如聚香散；辟秽香身方 12 首，典型方剂如异体透香散。前三种方剂各有其特殊适应症，后一种方剂主要用于正常人。这些方剂中，有不少出自历代大内宫禁，确属难得之秘。愿它们为充实现代中国和世界人民的生活空间，放射出更加灿烂的光辉。

此类方剂因含辛香透达之品，长久使用都有伤正化燥之弊。对于禀赋不足阴虚瘦弱之体，内服宜暂而不宜久。凡接触芬芳之品即过敏者，也在禁忌之列。

第二节 疗口臭方笺

含香丸（方之一）

【来源】《备急千金要方》卷六

【组成】 丁香15克 甘草90克 细辛45克 桂心45克 川芎30克

【用法】 上药共为细末，蜜丸如弹子大，每晚临卧服二丸。

【主治】 口气臭秽。

【参考】 口中呼吸气味臭秽，多由胃肠积热、胃肠道痈疡或口腔疾患所引起。本方药多辛温芳香，似以口腔、齿、龈处疾患所致气秽为宜。如龋齿多而久，齿龈脓肿之类，属阳明经热郁于上者为宜。方中生甘草份量独多，有清热、解毒、但不伤正之效；桂心、细辛、丁香，皆为辛温香窜之品，此处用之，取其有发散郁热、开达结气之功，李时珍指出，细辛大辛而用于口疮、喉痹、䘌齿诸病者，“取其能发散浮热，亦火郁则发之之义也。”川芎性能活血止痛，为血分气药，使气散血消，肿痛除口气自平。

含香丸（方之二）

【来源】《备急千金要方》卷六

【组成】 芎䓖 125 克 白芷 125 克 陈皮 125 克 桂心 125 克 枣肉 250 克

【用法】 上五味，先将四药为细末，后入枣肉，枣肉不足润药可加蜂蜜，和丸如大豆，每服十丸，食前食后常含之，吞之亦可。七日口气大香。

【主治】 口中气秽。

【参考】 本方宜乎口气秽浊而病机属寒或偏湿寒的情况。寒湿挟浊滞于中焦，胃失和降，久则气恶。故以辛温芳燥的桂心、白芷、川芎、陈皮散风寒，辟秽气，理中焦，和肝脾。四药皆辛温，恐有辛香化燥之虞，故以枣肉为丸，养阴和血，甘缓药性，既调和诸药，又赋与药丸以甘味，使服用者噙于口中，气香味甘，除臭生馨，易于坚持使用，实为祛除口气之良药。

治口中臭方（方之一）

【来源】《备急千金要方》卷六

【组成】 松根白皮 瓜子仁 大枣各等分

【用法】 上三味捣筛为末，酒服方寸匕（3 克），日二服。一百日衣被香。

【主治】 口中气秽。

【参考】 松根白皮味苦性温，有祛风湿，除虫牙痛，止血等功效。瓜子仁即甜瓜子内的子叶及胚乳，有散结、消瘀，清肺、润肠功效。陶弘景《名医别录》称此药“主腹内结聚，破溃脓血，最为肠、胃、脾内壅要药。”故对因胃肠积滞造成口气恶秽者尤有荡涤肠胃，除旧布新之功。大枣味甘性温，调味益气，久服庶无伤胃之弊。

治口中臭方（方之二）

【来源】《备急千金要方》卷六

【组成】 甜瓜子不拘多少

【用法】 甜瓜子作末，蜜和，每日空心洗漱讫，含一丸如枣核大（有汁咽下无妨），亦傅齿。

【主治】 口中气秽。

【参考】 此属单验方，药仅一味，简便易备，宜乎胃肠积热或有口腔化脓性疾患所致的口臭。甜瓜子散结消瘀，破溃脓血，荡除秽积，颇去口气，是一首价廉效著之方剂。

去臭方

【来源】《备急千金要方》卷六

【组成】 甘草 30 克　芎䓖 24 克　白芷 18 克

【用法】 上药共为细末，酒服方寸匕（3 克），日三服，三十日口香。

【主治】 口中气秽。

【参考】 本方亦由含香丸变化而来。原书各药分量单位为“铢”，今据实用改。然药间分量比例不变，疗效不殊。

治口臭方

【来源】《太平圣惠方》卷第三十六

【组成】 肉豆蔻 30 克去壳　丁香 30 克　藿香 30 克　零陵香 30 克　木香 30 克　白芷 30 克　桂心 30 克　甘松香 15 克　香附子 30 克　当归 15 克　槟榔三枚

【用法】 以上药，捣罗为末，炼蜜和捣三二百杵，圆如弹子大，常含一圆，嚥津。

【主治】 治口臭令香，止烦散气。

【参考】 口为脾窍，脾气通于口。口内出气臭秽，或因脾胃伏火冲发于口；或因脾弱不能消化食物，留滞化腐；或因龋齿空洞，食物残留，久则馊腐酸臭，每令人有不快之感。此方十一味药物皆为芳香之品，乃辛香走窜之物。以其气味芳香，先行入脾开胃，调中快气，既能散脾之伏火，又能和胃进食，有通九窍之功。诸药含大量挥发油，芳香浓郁，炼蜜为丸，常常含化，有辟秽浊，去恶气，除口臭的良好效果。

丁香圆方

【来源】《太平圣惠方》卷第三十六

【组成】 丁香 15 克　甘草 45 克炙微赤剉　细辛 75 克　桂心 1 克　芎劳 30 克

【用法】 以上药，捣罗为末，炼蜜和捣三二百杵，圆如梧桐子大，每服，不计时候，煎竹叶汤下二十圆。又圆如弹圆，绵裹一圆，含嚥津亦得。

【主治】 治口臭秽。

【参考】 口臭，缘由五脏六腑不调，壅滞之气，上攻胸膈，蕴积胸膈之间而生热，冲发于口，故令臭也。今方中以诸药辛散开胸膈壅滞之气，更以竹叶煎汤送服，以清热除烦，气行热清，胸膈间无蕴积之热，口臭自然消除。

洗 香 丸

【来源】《鲁府禁方》卷四

【组成】 孩儿茶 35 克　上好细茶 30 克　砂仁 40 克　白豆蔻 12 克　沉香 7 克　片脑 0.6 克　麝香 1 克

【用法】 上药为细末，甘草膏为丸如豌豆大，每用一丸噙化。

【主治】 口臭。

【参考】 本方宜乎口中气味欠佳而不甚者。孩儿茶为豆科植物儿茶或茜草科植物儿茶钩藤的提取物，甘苦涩，微寒，无毒，有清热、化痰、止血、消食、生肌、定痛之功效。配伍上好细茶以增强清热助消化之力，因此，此处“上好细茶”宜用绿茶（青茶）为宜。砂仁、白豆蔻性味偏温，与儿茶一凉一温正可相互为用，对于各种体质、各种病机所致口臭皆有作用。片脑、麝香伍用为涤浊辟秽，开窍致香之要药。与上药配合，更能增加效力。

漱口药方

【来源】 光绪年间，老佛爷漱口药每天五分。

【组成】 紫荆皮 9 克　防风 6 克　苏薄荷 6 克　生石膏 12 克　食盐 9 克　生甘草 6 克

【用法】 水煎漱口。

【参考】 口臭、口炎，或口腔异样感觉或异味，常为社交场合所忌，保护口腔健康无患，亦至为重要。此漱口药方有抗炎除臭功用，具有清火疏风凉血作用，方中亦有加用僵蚕 6 克，孩儿茶 6 克及山慈菇 12 克以解毒消肿者，后二味更有抗真菌作用，亦颇有道理。清代宫廷医药档案载光绪某年正月廿三日：“上传赶紧送五分来”，可见对此方至为信赖云。

第三节　疗七窍臭方笺

治七孔臭气令香方

【来源】 《备急千金要方》卷六

【组成】 沉香 150 克　藁本 90 克　白瓜瓣 1000 克　丁香

1000 克　甘草 60 克　当归 60 克　芎䓖 60 克　麝香 60 克。

【用法】上药共为细末，蜜丸如小豆大，每饭后服五丸，日三服。久服令举身皆香。

【主治】七窍气秽。

【参考】所谓“七孔臭气”亦即口鼻气秽及体气秽恶之谓也。这种遍身、口鼻皆有秽气发散者，多是胃肠道素有积滞或肺胃有慢性疾患如肺痈、肠痈、癥瘕积聚之人。或在病形未成之先，或在治而未痊之际，或迁延不愈患者身上，皆可发现口鼻体气污秽难闻现象。此时除针对病机辨证施治外，适当采用古方辟秽生香亦是治标之法。本方以沉香为君；麝香、瓜瓣为臣；归、芎、甘草、丁香，藁本为佐使，其意重在破除体内气血结聚，推陈出新，邪秽去清气自复，故知本方不仅可以治标，实亦定以治本也。

五　香　丸

【来源】《备急千金要方》卷六

【组成】豆蔻 30 克　丁香 30 克　藿香 30 克　零陵香 30 克　青木香 30 克　桂心 30 克　香附子 60 克　甘松香 15 克　当归 15 克　槟榔二枚

【用法】上十一味，为细末，蜜和为丸如大豆大，常含一丸在口内，日三夜一含亦可。咽汁。五日口香，十日体香，二七日衣被香，三七日下风人闻香，四七日洗手落地香，五七日把他人手亦香。

【主治】口臭、身臭、心烦。

【禁忌】慎五辛。

【参考】本方适用于秽浊滞留，阻遏气机所致的口气臭秽，体气明显，或见脘闷微烦类症状的情况。此时人体自身虽无明显疾病感觉，但口中浊气时发亦已为内部不调之兆。方中香附子用量独丰，主解郁散气，兼以舒肝活血，是以口噙此丸，不仅可使身口气馨，且可散郁除烦，使人有心情舒畅，心胸开阔之感。方中复配以木香、槟榔下气散结；豆蔻、松香、藿香、丁香、桂心、零陵香等通调气机，化湿去浊，芳香辟秽，故可使内邪荡涤无余，气机通达无碍，故能取得五日而口香，七日而身香，久用香可外达之卓效。

第四节 疗腋臭方笺

一、内服方

乌 龙 丸

【来源】《万病回春》信集

【组成】 当归30克，酒洗 生地黄30克 白茯苓6克 枸杞子30克，炒 石莲肉30克，焙 莲蕊15克，焙 丁香10克 木香15克 青木香15克 乳香15克 京墨15克 冰片0.3克

妇人加乌药10克，醋炒 香附10克，童便炒

【用法】 上药为末，陈米饭荷叶包，烧过，捣烂入药末为丸如黄豆大，用麝香0.3克，黄酒化开，为衣。每服三四十丸，临卧用砂仁炒入黄酒中送服。

【主治】 腋气（狐臭）。

【参考】 这是一首用补益兼疏散法治狐臭的方子，这类方较为少见。狐臭之病多由湿热蕴结所致，故治疗多用清热利湿，芳香化浊之品，或用涤荡攻伐之物，而本方以养血之当归，养阴凉血之生地，配伍补肝肾的枸杞子，健脾利湿之莲子、茯苓、木香等，以及活血化瘀，芳香辟秽之乳香、墨、冰片等，亦可祛除湿热壅滞而除狐臭。本方适用于年高体弱而有

体气之人，亦可使用于体弱多病，不耐攻伐的青年患者。妇女因有经带之事且旧社会妇人多气郁不得伸，故女性患者使用本方加行气解郁的乌药、香附效果更为明显。

蒜肚方

【来源】《外科正宗》卷四

【组成及用法】 用公猪肚一具，入大蒜囊四十九枚，去壳，入肚内，以线扎口，水煮极烂。用盐醋蘸肚，随便食之。

气味甚者，用癞蛤蟆一个，入内同煮。肚烂，去蛤蟆、大蒜，用热酒食之。洗浴发汗，避风三日，其气顿改。

【主治】 狐臭。

【参考】 狐臭属湿热之毒为患，因此蒜肚方用除湿解毒之品如大蒜、癞蛤蟆，配合猪肚扶正以取效。但癞蛤蟆有毒，使用时切勿过量。

聚香散

【来源】《普门医品》卷十六

【组成】 青木香1.0克 丁香1.0克 檀香3克 槟榔2.5克 大黄煨9克

【用法】 水200毫升，煎至八分，入麝香1.5克，温服，以利为度，不利再加大黄6克

【主治】 腋气。

【参考】 “腋气”又名狐臭、胡臭、体气等，由湿热内郁或遗传所致。主要表现为腋下汗液有特殊臭味，其他部位如乳晕、脐部、外阴、肛周亦可发生。仅发生于腋下者，可手术切除腋下腺。祖国医学中有许多治疗狐臭的有效方剂。本方为内服方剂。其中煨大黄用量突出，是为君。大黄煨透后攻下实热之力已缓，惟有泻火凉血，逐瘀通经之效，伍以木香、槟榔，仍可泻热除湿，破除结气，俾湿热除而体气转清爽。

二、外用方

治狐臭方

【来源】《太平圣惠方》卷第四十

【组成】 木香30克　枫香30克　薰陆香30克　丁香30克　阳起石30克研细　陈橘皮30克去白瓤焙　白矾60克烧灰　石灰200克

【用法】 以上药捣罗为散，以绵裹药如指大，系于腋下，每日换之，五七日差。

【主治】 治狐臭不可近。

【参考】 狐臭是由于大汗腺分泌物与细菌分解而产生的臭味，好发于腋窝、乳晕、脐部、会阴等处，而以腋窝最常见。因其味臭似野狐之气，故俗称“狐臭”。本病虽对健康无碍，但因气味浓烈，奇臭刺鼻，尤于公共场所，每有令人不愉快之感。方中枫香即路路通，性味苦平，可祛风通络，利水除湿，有收敛、消炎、消毒作用。本方以木香、枫香、薰陆香、丁香、陈皮等芳香之品为主药，祛风利湿，芳香走窜以散湿热郁积腠理、积滞成毒之气。配伍阳起石、白矾、石灰等矿物质药，有收敛止汗、消炎杀菌之功，抑制细菌对汗腺分泌物的分解，而达到消除臭味的效果。研末外用有止汗爽身、芳香辟秽的作用。

浴　方

【来源】《太平圣惠方》卷第四十

【组成】 竹叶500克　桃白皮250克剉

【用法】 上药以水10000毫升，煮取6000毫升，浴之，每日用，不过十度差。

【主治】 治腋气及身体臭。

【参考】 腋气及身体臭，指的是狐臭病。由于大汗腺分泌物与细菌分解而产生臭味。多见于青壮年，具有遗传性，好发于腋窝、乳晕、脐部、会阴等处，以腋窝为最常见。中医认为，本病多因秉受于父母，或因其湿热郁于腠理，臭汗外溢而成。一般不需内服药。本方是古人用药物沐浴治病的方法。方中竹叶为清利之品，配桃白皮去胃中热，每日浴身，使湿热去，体臭可望除矣。

秘传奇方

【来源】《万病回春》信集

【组成】 大田螺一个，活者 巴豆30克，去壳 胆矾30克 麝香少许

【用法】 将田螺水养三日，去泥土。揭起螺靥，入矾、豆、麝在内，以线拴住，置磁器内，次日化成水。每于五更时将药水抹于腋下，不住手抹，直候腹中觉响，大便欲行乃住手。于空地掘坑便于其中，后以厚土掩埋，其便色黑极臭是其验也。如体气未尽，更以药水抹之，又去大便，后用下药末擦之，永拔病根：

枯矾30克 蛤粉15克 樟脑3克

为末，每用少许擦之。

【主治】体气（狐臭）。

【参考】 狐臭由体内湿热蕴结所生，治之之法，以排除浊气为主。田螺性寒，味咸甘，功能清热、利水、消肿；胆矾酸寒，催吐、祛腐、解毒，与峻下辛热的巴豆合用，令秽浊积滞从胃肠道排出，则体气可除。麝香在方中的作用在于开窍、辟秽、通络、散瘀，是引导浊秽之物自腋经肠道排出的佐使药，故本方中麝香虽云“少许”，却不可或缺，且须货真无讹，方可收效。药后大便色黑极臭，乃是药后的正常反应，无须惊虑。抹后便去体气自当减轻，有的竟可一次而愈，未愈者

隔日后可再施一至二次，三次不效者勿再使用。大便去后以枯矾、蛤粉，樟脑粉敷之，此粉有清热利湿、开窍辟秽作用，且有收敛功效，故可使秽气不向体外发散。

治腋气方

【来源】《万病回春》信集

【组成】 甘遂30克，为末　生甘草30克

【用法】 用精猪肉二大片，拌粘甘遂末，于夜五更时分挟于腋下，至天明以生甘草煎汤服。良久，泻出秽物，须到偏远处埋之。依法三五次即愈。体弱者，间日为之。

【主治】 腋气（狐臭）。

【参考】 本方构思奇特，狐臭为体内湿热积滞，如何祛除积秽拟方者是费了一番思索的：甘遂苦寒，为泻水消肿散结之峻药，以之外用，而用瘦猪肉拌甘遂末，使药易被体表吸收，而又无流汁污床之害。为加强甘遂去邪作用，翌晨内服甘草汤以助药力。甘草、甘遂二药相反，在“十八反”中有明确规定。但二药一外用，一内服，庶几为害不剧，但能加强散结逐邪之功，故病人饮下甘草汤后约一小时许，会感到腹内雷鸣、略作隐痛而腹泻。此时须到僻处排便，其便极秽，是体气排出之候，宜深埋之。体壮者，可连用三至五次。体弱者，可隔日一用，疗效颇佳。

五 香 散

【来源】《外科正宗》卷四

【组成】 沉香　檀香　木香　零陵香各9克　麝香1克

【用法】 共为细末，每用0.15克，津调，搽擦两腋下，三日一次。或用香末6克，绢袋盛贮，挂于腋下，亦效。

【主治】 体气，一名胡气。凡此腋下多有棕纹数孔，出此气味。

【参考】体气，又称腋臭或狐臭，是由于腋部大汗腺分泌物受局部细菌作用，散发出异常令人不快的气味所致。此病在夏季常因出汗增多而明显加重，患之者有苦难言，在精神上是一个很大负担。本方采用五种香料配合而成，搽擦两腋下，既可辟秽化浊，改善局部异臭；又可消炎杀菌，杜绝产生臭汗的根源。因此堪称是一张从香身角度治疗体气的良剂。

第五节　内服辟秽香身方笺

令人香方

【来源】《葛洪肘后备急方》卷六

【组成】　白芷　薰草　杜若　杜衡　藁本等分

【用法】蜜丸，为丸。但日服三丸，暮服四丸，二十日足下悉香，方大神验。

【主治】令人体香。

【参考】李时珍曰：杜若乃神农上品，治足少阴太阳诸证要药，而世不知用惜哉。“久服益精明目、轻身、令人不忘。”杜衡，陶弘景曰：“方药少用，惟道家服之，令人身衣香。”《本草纲目》记载，辛温无毒，“主治风寒欬逆作浴汤，香人衣体”。由此可见该药有祛风除湿去垢生香之功。薰草即零陵香，能去恶气，令人体香。古代认为妇人用它“浸油饰头香，无以加”。是一种出类拔萃的植物香料。临床可试用之。

治身体臭令香方

【来源】《备急千金要方》卷六

【组成】 白芷 45 克　柑子皮 45 克　瓜子仁 60 克　藁本 30 克　当归 30 克　细辛 30 克　桂心 30 克

【用法】 上药共为末，每次酒服方寸匕（3 克），日三服。五日口香，七日身香。

【主治】 身体气秽。

【参考】 本方所治体臭较前方应轻，从病机角度考虑，本方适用于仅有湿浊内蕴，浊邪不化造成的体气不佳，多无内痈、结聚（癥瘕）之类实质性病变。故以芳香辛窜之白芷、柑子（亦即橘皮之属）、细辛、藁本开达皮肤肌腠之积秽，以达除臭布馨之目的。瓜子仁涤除有形实积以为佐药，酒以送服，引药力达于皮肉肌腠间，有助于祛除秽气。服法云“五日口香，七日身香”，洵可致也。

透体异香丸

【来源】《鲁府禁方》

【组成】 沉香 30 克　木香 30 克　丁香 30 克　藿香 30 克　没药 30 克　零陵香 30 克　甘松 30 克　缩砂 30 克　丁皮 30 克　官桂 30 克　白芷 30 克　细茶 30 克　香附 30 克　儿茶 30 克　白蔻 30 克　槟榔 30 克　人参 30 克　乳香 15 克　檀香 15 克　三柰 15 克　细辛 15 克　益智 15 克　当归 15 克　川芎 15 克　乌药 15 克　麝香 6 克　朝脑 6 克　薄荷 30 克　大粉草 250 克

【用法】 先将大粉草锉片，水煮汁，去滓，将汁熬成膏，将前药为末，炼蜜和膏共捣为丸如芡实大，清晨噙化一丸，黄酒送下。

忌生冷、毒物。

【主治】 诸灵百损，五劳七伤，体气、口气、䫇气等症。初服七日，百体遍香，常服身体康健，遍身馨香。

【参考】 异，不同。透体异香丸，顾名思义，指内服此药之后，服药者会将芳香之气透发到体表来。方中采用了大量香料，如：沉香、木香、丁香、檀香、藿香、麝香、零陵香、丁皮、官桂、甘松、三柰、香附、乌药、白蔻、砂仁、乳香、没药等，既可调理肠胃，辟秽化浊，又能清除体内的污浊之气。特别是丁香能发诸香，零陵香能使体香，麝香服之令人九窍皆香，故服之可产生强烈浓郁的芬芳气味。再配合川芎、白芷、薄荷、细辛、朝脑疏散表邪，辛香透达，易使香气散发于外。细茶、藿香、丁香善除口臭之气，儿茶善除颡臭之气，槟榔能引上焦及胃肠浊气下行，故患口气、颡气者服之尤良。诸药辛香，散气耗血，方中以人参、当归补气养血、疗诸虚百损、五劳七伤，用来作为监制之品。又，辛香之品易伤津化燥，方中以儿茶、细茶、蜂蜜生津润燥、解毒利咽，以反佐之。甘草通行十二经，味甘性平，长于补益脾胃、滋润心肺、清热解毒、调和百药、长肌肉、倍气力，因此方中大量使用，既可消除诸药药性之偏，又可顾护脾胃，利于长久噙化。全方构思新颖，立意周到，是谓宫廷美化身体方剂中不可多得的佳方。

香身丸

【来源】《鲁府禁方》卷四

【组成】 白豆蔻 125 克　木香 60 克　檀香 30 克　甘松 30 克　零陵香 45 克　丁香 240 克　白芷 15 克　当归 15 克　附子 15 克　槟榔 15 克　山柰 15 克　炙甘草 15 克　益智仁 15 克　桂心 15 克　麝香少许

【用法】 上药为极细末，炼蜜同酥油或羊尾油于石臼中捣千余下，为丸，如黄豆大，每用一丸噙化，当日口香，日后身亦香，久服治男女秽气，心腹疼痛，胸膈不利，痰症诸疾。以之投酒壳中自然香美，名共殿香，又名一座香。

【主治】熏身，增香气。

【参考】 香料的芳香气息有提神醒脑、爽身悦性之功效，我国古有熏香之法，可使衣被、遍身增加香气，有体气者可除难闻气息，无体气者可自然怡情悦性，心情舒畅。近代科学研究表明芳香的气味确可提高大脑皮层兴奋性，提高工作效率。香身丸便是这种提神醒脑、除体气、增香气的验方。其中白豆蔻、丁香用量突出，表明以芳香化浊、理气和中为主。伍以香气四溢的木香、檀香、甘松香、零陵香、麝香等十余种药物，自可内除寒湿痰浊，外增香气。以之置酒壶中，得酒气之发散，更能增加透皮达皮之效，故有“共殿香”、“一座香”之美誉。

透顶香

【来源】《鲁府禁方》卷四

【组成】 片脑 3 克　麝香 1.5 克　硼砂 10 克　薄荷 6 克

【用法】 上药为极细末，熬甘草膏为丸如梧桐子大，朱砂为衣，每用一丸噙化。

【主治】 身有异味，熏香。

【参考】 片脑即冰片，为龙脑香树脂经水蒸气蒸馏升华而成，故又名龙脑冰片、龙脑香。此物芳香之气浓烈，《本草经疏》称其香为“百药之冠”。气芳烈，味大辛，为阳中之阳，性善走窜开窍，无往不达，芳香之气能辟一切秽恶，升散之性，能散一切郁结、壅闭，本方用以为君，配合芳香浓烈、性善走窜的麝香，可治一切秽浊壅塞所致的疼痛、异味、狐臭等症。其炮制以甘草熬膏为丸，可舒缓药力，使香气和缓持久。硼砂于此为赋形之品，本身亦有清热解毒之功。薄荷散风热，亦有爽口之意。合此数味为丸噙于口中，既可除臭爽身，又有清热解毒、开窍止痛之效。久服确可达到透体通身香气四溢之效，给使用者及周围人以清香新凉之感觉。

第六节 外用辟秽香身方笺

六味薰衣香方

【来源】《葛洪肘后备急方》卷六

【组成及用法】沉香一片 麝香30克 苏合香蜜涂微火炙，少令变色，白胶香30克 捣沉香令破如大豆粒，丁香30克亦别捣，令作三两段，捣余沉香，蜜和为炷，烧之，若薰衣著半两许，又藿香30克，佳。

【主治】 薰衣。

【参考】方中六味具有芳香之气的药并用。以其含有大量挥发油，用以薰衣，具有防腐、消毒作用。《外台秘要》卷三十二在本方中加入甲香30克，酒洗蜜涂微炙，称为“备急六味薰衣香方”。

千金湿香方

【来源】《外台秘要》卷三十二

【组成】沉香22.5克 零陵香 簑香 麝香各45克 薰陆香7.5克 丁子香15克 甲香4克，以水洗熬 甘松香15克 檀香7.5克 藿香15克

【用法】上十味，粗捣下筛，蜜和，瓦烧之。

【主治】用湿香薰衣。

【参考】湿香是薰衣香料的一种，用于衣服洗涤未干燥之前，乘湿燃烧香料薰衣，使香气附着于衣物之上，可久久不散。本方采取多种香料，其芬芳浓郁，至为名贵。

千金翼薰衣湿香方

【来源】《外台秘要》卷三十二

【组成】 薰陆香 250 克　詹糖香 155 克　览探　藿香各 90 克　甲香 60 克　青桂皮 155 克

【用法】 上六味，先取硬者、粘湿难碎者，各别捣或细切，使如黍粟。然后，薄布于盘上，自余别捣，亦别于其上。有顷筛下者，以纱不得太细。别煎蜜，就盘上，以手搜搦令匀，后乃捣之，燥湿必须调适，不得过度。太燥则难丸，太湿则难烧；易尽则香气不发，难尽则烟多。烟多则唯有焦臭，无复芬芳。是故香须粗细燥湿合度，蜜与香相称，火又须微，使香与绿烟共尽。

【主治】 薰衣。

【参考】 本方采用多种香料制成湿香薰衣。其中薰陆香即是乳香，其香虽不甚，但具有粘性，利于制丸，延长点燃时间。同时又具解毒止痒消瘾疹的作用，可增加皮肤的抗病能力。詹糖香性亦甚粘，其状如糖，能辟秽化浊，散风消肿，为合香家要药。青桂皮取桂皮之嫩者，其气芳香辛烈，配藿香可去恶气。甲香可做薰烟香味不散。本方立意周到，推测使用效果亦佳。

方中览探不知何物，存疑待考。

千金翼裛衣干香方

【来源】《外台秘要》卷三十二

【组成】 沉香　苜蓿香各 155 克　白檀香 90 克　丁香　藿香　青木香　甘松香各 30 克　鸡舌香 30 克　零陵香 310 克　艾纳香 60 克　雀头香 30 克　麝香 15 克

【用法】 上十二味，各捣如黍粟麸糠，勿令细末，乃和相得。若置衣箱中，必须绵裹之。不得用纸。秋冬犹著，盛热暑之时香速绝。凡诸香草不须及时乃佳，若欲少作者，准此为大率也。

【参考】 本方同唐代南平公主裛衣香方一样，也是放在衣箱中薰衣的一张处方。该方的特点在于，它在南平公主方的基础上，增加了沉、苜蓿、白檀、青木、鸡舌、艾纳、雀头、麝等八味香药，使香气更加浓郁名贵，薰衣效果更胜。方中雀头香即莎草香附子，古代用来合香料。《江表传》说，“魏文帝（曹丕）遣使于吴，求雀头香。”即指此物。鸡舌香入诸香中，令人身香。艾纳香治恶气杀虫，“烧之辟瘟疫”。由此推知，该方尚有消毒防腐防蠹作用。至于苜蓿香，诸书未载。是否即是苜蓿花的香味，尚难探明，留待今后考证。

备急裛衣香方（南平公主方）

【来源】《外台秘要》卷三十二

【组成】 藿香　零陵香　甘松香各30克　丁香60克

【用法】上四味，细挫如米粒，微捣，以绢袋盛，（置）衣箱中。

【参考】裛香，是含有香味，放在衣箱中薰衣的药物制剂。这种制剂薰衣时，无须点燃，而是靠药物自然发散气味取得，因此使用方便持久，在唐代很受欢迎。本方为唐代南平公主薰衣的裛香方，方中重用丁香，配合藿香、零陵香、甘松香以辟恶祛邪。其中丁香“能发诸香”，与三香相伍，可起到香衣辟汗的作用。零陵香又名薰草，善能“立恶气”，“令人体香”，“妇人浸油饰头香，无以加”。表明它属于外用香身香衣的上乘之品。由此可知，使用这张方子配制的裛香，确能起到应有的效果。

香 粉 方

【来源】《太平圣惠方》卷第四十

【组成】 白附子30克生用 白茯苓30克 白术30克 白芷30克 白蔹30克 白檀香30克 沉香30克 木香30克 鸡舌香30克 零陵香30克 藿香30克 麝香1克细研 英粉六升研碎以生绢囊盛

【用法】 上药捣筛为散，入麝香研匀，将粉囊置入盒子内，上以药末复之，密闭七日。后以粉粉身，极香。

【主治】 令人遍身俱香。

【参考】 此方是治体臭的外用药方。用白附子、茯苓、白术祛风利湿以治本，配合诸香药的剧烈芳香气味薰身。日常粉身以除体臭。

加味香肥皂方

【来源】 光绪三十年二月十一日，加味香肥皂。

【组成】 檀香 木香 丁香 花瓣 排草 广零 皂角 甘松 白莲蕊 山柰 白僵蚕 麝香

【用法】 共研极细面，红糖水合，每锭重6克。

【参考】 净化皮肤的化妆品中，有浴皂、香皂及护肤皂等多种，各有特色。本方乃宫中讲求美容、玉面，取各种香药，与花瓣莲蕊，同皂角共成此方；其中排草即排香草，广零即广零陵香，与檀香均具有浓烈之香气，洗沐之用，除涤净外，幽香亦可辟秽，实亦为混合香型之一种无刺激性香皂。本方当也有嫩面玉肤作用。其中檀香，当代用之者甚多，《本草纲目》云："白旃檀涂身"，实为取其香味隽永清爽之故。

第八章

养生美容笺谱

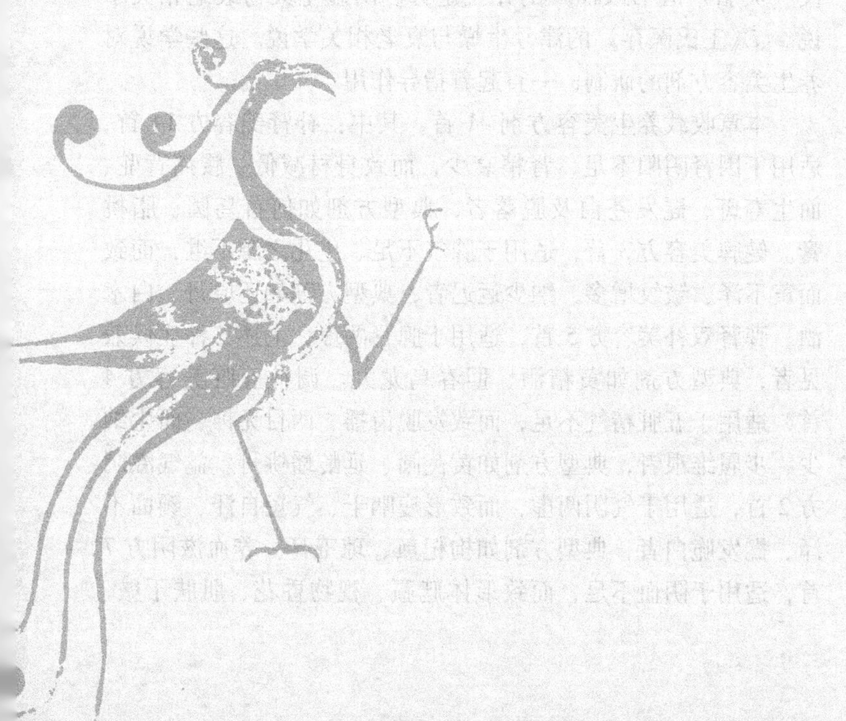

第一节 概 述

养生美容是中医学提倡的特殊的美容方法。这种方法旨在通过长期服用保养身体、防病延寿药物制剂，使人体生物学年龄减少，脏腑肌肤年轻化，从而间接达到乌发童颜、体态秀美的目的。

养生美容的理论依据是中医衰老学说。重要者有：①《素问》、《灵枢》的肾精、气血与衰老相关学说。②《华氏中藏经》的阳气衰惫与衰老相关学说。③《千金翼方》的心力减退与衰老相关学说。④《养老奉亲书》的脾胃虚弱与衰老相关学说。⑤《寿亲养老新书》的气滞而馁与衰老相关学说。⑥《徐氏（灵胎）医书八种》的元气定分、阴虚生火与衰老相关学说。⑦《王氏医存》的津亏生燥与衰老相关学说。这些学说对养生美容方剂的研制，一直起着指导作用。

本章收载养生美容方剂 41 首。其中：补肾美容方 14 首，适用于因肾阴阳不足、肾精衰少，而致身材减低、腰痛背驼、面生寿斑、髭发苍白及脱落者，典型方剂如何首乌圆、脂桃膏。健脾美容方 3 首，适用于脾气不足、生化之源不继，而致面黄不泽、皱纹增多、纳少运迟者，典型方剂如还原丹、白术酒。脾肾双补美容方 5 首，适用于脾肾两虚，上述二种症候兼见者，典型方剂如黄精酒、回春乌龙丸。调补五脏美容方 4 首，适用于五脏精气不足，而致发脱齿摇、两目无神、面尘纳少、步履维艰者，典型方剂如黄芪圆、延龄蟠桃丹。益气滋阴方 2 首，适用于气阴两虚，而致形瘦咽干、气短自汗、颜面不泽、髭发脆白者，典型方剂如枸杞煎、琼玉膏。养血滋阴方 7 首，适用于阴血不足，而致形体尫羸、视物昏花、肌肤干皱、发白颜衰者，典型方剂如菊花酒、扶桑至宝丹。其他养生美容方6首，亦各有适用范围，不再一一赘举。

服用这类美容方剂时，注意须采用小剂量、长期服用。一般疗程在半年以上，甚至需服用经年，才能收效，切忌浅尝辄止。

第二节　补肾美容方笺

何首乌圆

【来源】《太平惠民和剂局方》卷之五

【组成】何首乌1500克　用铜刀或竹刀切如棊子大，木杵臼捣，牛膝去苗剉500克

【用法】上药。以黑豆20千克净淘洗曝干。用甑一所，先以豆薄铺在甑底，然后薄铺何首乌，又铺豆，又薄铺牛膝，如此重重铺。令药豆俱尽，安于釜上蒸之。令豆熟为度，去黑豆，取药曝干，又换豆蒸之，如此三遍，去豆取药，候干为末。蒸枣肉和圆，如梧桐子大。每服三十圆，温酒下，食前服。忌萝卜、葱、蒜。

【主治】“强筋骨、黑髭髮，驻颜容，久服轻身延年”。

【参考】人的筋骨强健有力、须发黑亮光泽，颜容华美细嫩与精血的充足与否有密切关系。肝藏血主一身之筋，肾藏精主全身之骨，须发为血之余，其营养来源于血而根于肾之精气。颜面受十二经、三百六十五络血气之上荣。所以肝肾功能旺盛，精血自然充盈，筋骨、须发、颜面得其营养，则骨健筋强，须美发乌，颜容华丽。何首乌圆中，取首乌加黑豆反复蒸晒即为制首乌，有补肝肾、益精血、强筋健骨、乌须黑发，延

年益寿之功。牛膝功能补中续绝，益精，利阴气，填骨髓，与补肝肾之上品首乌同用，加强了治疗功效。又以甘温之大枣肉和丸，既能益气生津，协和诸药，又能矫味，使之香甜可口，便于服用。

青 娥 圆

【来源】《太平惠民和剂局方》卷之五

【组成】 胡桃去皮膜20个 蒜熬膏125克 破故纸酒浸炒250克 杜仲去皮姜汁浸炒500克

【用法】 上为细末，蒜膏为圆，每服三十圆，妇人淡醋汤下。

【主治】 肾气虚弱，风冷乘之，或血气相搏，腰痛如折，起坐艰难，仰俯不利，转侧不能。或因劳役过度，伤于肾经。或处卑湿，地气伤腰，或坠堕伤损，或风寒客搏，或气滞不散，皆令腰痛。或腰间似有物重坠，起坐艰辛者。常服壮筋骨，活血脉，乌髭须，益颜色。

【参考】 本方为补肾益精之剂。胡桃即核桃，为人们所喜爱的食品，尤适宜老年人及体弱者作滋补用。其甘温而润，长于补肾，有通血脉、润肌肤、黑须发的作用。破故纸（又名补骨脂）壮元阳、暖丹田，可治五劳七伤。杜仲补肝肾、益精气、强筋骨。三者合用，补骨脂得杜仲，助其补肾固精；胡桃肉配补骨脂，可化其燥热之性。能共奏固肾填精、秘摄真元，涩而兼润，补而能固之功。对维护老年人健康有着重要的功效。久而服之，精血充足，筋骨强壮。

无比山药圆

【来源】《太平惠民和剂局方》卷之五

【组成】 赤石脂 茯神去皮术 巴戟去心 熟干地黄酒浸尽 山茱萸 牛膝去苗酒浸 泽泻各30克 山药60克 五

味子180克　苁蓉酒浸120克　杜仲去皮炒　菟丝子酒浸各90克

【用法】 上为末，炼蜜和搜为圆，如梧桐子大。每服二十圆至三十圆，食前温酒下，温米饮亦得。

【主治】“丈夫诸虚百损，五劳七伤……饮食虽多，不生肌肉，或少食而胀满，体无光泽。此药能……强筋练骨，轻身明目。令人身轻健，四体润泽，唇口赤……面有光悦……长肌肉。”

【参考】 形体健美，筋骨坚强，动作轻灵，在于肾精的充足。肾主骨，藏精生髓。精足则髓充，骨骼得养，强健有力。此方中，熟地黄、山药、山萸肉、菟丝子补肾益阴，有填骨髓、生精血、长肌肉、黑须发的作用。肉苁蓉、巴戟天、杜仲、牛膝补肾壮阳，益髓生津，有起阴痿、强筋骨、鼓舞阳气的功效。诸药相伍，阴阳并用，使阳生阴长，则肾之精气旺盛，精盈髓足，可使精神健旺，灵敏多智，筋骨劲强，动作轻捷有力。

三倍圆方

【来源】《太平圣惠方》卷第四十一

【组成】 川椒取红500克　牛膝1500克去苗　生地黄15000克净洗捣绞取汁

【用法】 上药，捣罗为末，用生地黄汁拌之令湿，晒干即更拌，以地黄汁尽为度，晒干，捣罗为末，和于木杵臼，捣十余杵，圆如梧桐子大。每日空心，及晚食前，以温酒下四十圆。忌生葱萝卜大蒜等。

【主治】 补益明目，壮气延年。令人好颜色，变髭髮令黑。

【参考】 面容颜色之美好及须发之黑亮光泽，皆有赖于精血之充沛。血除由脾胃水谷精微所化外，尚由肾精充足化为清血。三倍圆方中生地、牛膝益肾滋阴，润泽肌肤，黑发乌须；配以川椒辛温纯阳之物，入肾补命门之火。如此益精壮阳，水火并调，可使肾精源源化生，精充则血旺，上注于颜面须发，自能收到美容的功效。

枸杞子圆

【来源】《太平圣惠方》卷第九十八

【组成】 枸杞子60克 熟干地黄 人参去芦头 茯神 附子炮裂去皮脐 覆盆子 五味子 薯蓣 菟丝子酒浸三日曝干别捣为末 肉苁蓉酒浸一宿刮去皱皮炙干 石斛去苗根剉 山茱萸 桂心以上各30克

【用法】 上药，捣罗为末，炼蜜和捣五七八杵，圆如梧桐子大。每日空心温酒下三十圆，渐加至四十圆。

【主治】 补虚损，益颜色，强力倍志，养精气，壮筋骨。

【参考】 本方具有温阳益肾、补肾益阴、填骨髓、生精血，健脾补中，大补元气的作用。诸药相伍，阴阳并用，使阳生阴长，精气旺盛，精盈髓足，从而精神旺盛，筋骨健强。

杜 仲 丸

【来源】《养老奉亲书》下籍

【组成】 杜仲30克，炙令黄为度 补骨脂30克，炒令香熟，为末 胡桃仁30克，汤浸去皮，细研

【用法】 上件三味，研令匀，炼蜜为丸，如梧桐子大。空心，温酒下30丸。

【主治】 悦颜色，乌髭须，补下元，进食，壮腰膝，治腰痛。

【参考】 本方以杜仲苦温，补肝肾，强筋骨，壮腰膝。骨脂辛温，温肾阳，暖丹田，缩二便。重在应用甘温之胡桃，补肾精，益下焦，乌须发。中医认为中老年人面色的润泽、髭

须的乌黑，都是肾精旺盛，下焦元气蒸腾荣养的表现，因此主张用杜仲丸补肾以疗此症，达到美容乌髭须目的。若无制丸药条件，单服胡桃仁一味，早晚各一枚，长期坚持，也有效果。

八 仙 丸

【来源】《养老奉亲书》下籍

【组成】 泽泻 90 克　茯苓 60 克，去粗皮　牡丹 90 克　干薯药 120 克，微炒炙　官桂 60 克　山茱萸 120 克　生、干地黄各 240 克，洗，干杵　附子 90 克，炮，去皮脐，研

【用法】 炮制焙干，惟桂不焙，为末。炼蜜为丸，如桐子大。每日空心，温酒或盐汤下 30 丸。

【主治】 益颜容，固精髓，壮筋骨，平胃。补老人元脏虚弱，腑气不顺。

【参考】 八仙丸由金匮肾气丸减茯苓 30 克，加附子 60 克而成。功专补肾脏阴之虚以生气，助命门阳之弱以化水，益火之源，以消阴翳。肾阳得复，则筋骨可壮，精髓能固。肾气假冲任经脉之道上荣于面，则颜面受益而晚颓。肾气蒸腾，火能生土，胃气自平，腑气自顺，所以也可兼治呕逆胀泻。但本方性味偏温，忌用于内热壅盛或阴虚火旺之体。

平补楮实丸

【来源】《养老奉亲书》下籍

【组成】 楮实 250 克，轻杵，去白及膜，拣择净，微微炒　鹿茸 125 克，茄子茸为上，其次亦得，净瓮上炙令黄色。如无，则鹿角屑代之亦妙　大附子 125 克，炮，去皮脐，出火毒　怀州牛膝 125 克，去芦头，酒洗二宿，焙　紫巴戟 125 克，洗，去心　金钗石斛 125 克，去根，拣净，细细切之　川干姜 62. 5 克，炮制，急于新水内净过　肉桂 62. 5 克，去粗皮

【用法】 上件，八味为末。楮实子一味，用砂盆别研二

日，令烂细后，入前药末同研，拌令细匀，入煮枣肉同研拌得所。方入铁臼杵二千下，丸如桐子大。每服三十丸，温酒下。忌牛肉、豉汁（酱酒）。

【主治】 驻颜。并能壮筋骨，补益元脏，疗冷积虚乏。暖胃，进酒食，久服令人轻健。

【参考】 驻颜，指让面部容颜停止在年轻时代而不变衰老。元脏，指藏真元之气的肾脏。老人肾脏真元虚弱，不能化气行水，以致面现黑色寿斑，影响面容健美，治宜用平补楮实丸。该方以楮实子为主药，其性甘寒无毒，归肝、脾、肾三经，功能补肝肾，助腰膝，益气力，起阴痿，补虚劳，悦颜色，润皮肤，壮筋骨，明眼目，消水臌，除骨梗，为补益美容良药。但因其性寒滑，久服损阳，于是配伍鹿茸、附子、干姜、肉桂以温补精血，消积冷，暖胃气；石斛、巴戟、牛膝滋阴助阳，不燥不腻，所以称为“平补”之剂。

脂桃膏

【来源】《寿世传真》修养宜护持药物第八

【组成】补骨脂 300 克（拣净，黄酒浸一夕，蒸熟晒干，为末） 胡桃肉 600 克（温水泡去皮，捣如泥） 蜂蜜 500 克（白者更佳）

【用法】 先将蜂蜜入锅内煎一、二滚，以前二味入蜜内搅匀，收磁罐内。每饭前空心，酒调 200 毫升服。如不饮酒，用滚水亦可。忌芸苔、油菜。

【主治】 容颜苍老多皱纹，须发变白。

【参考】《寿世传真》作者徐文弼说：“补骨脂属火，坚固元阳，暖丹田，入命门补相火。胡桃肉属木，温肺化痰，补气养血，通命门，助肾火，合故纸（即补骨脂）有木火相生之妙，能使精气内充。昔郑相国生平不服他药，只此一方久服，后容颜如少，须发转黑。”由此说明，本方是通过延缓衰老，以改善容颜。

延年益寿膏

【来源】《寿世传真》修养宜护持药物第八

【组成】 赤白何首乌各500克（黑豆拌蒸晒） 赤白茯苓各500克（人乳拌蒸晒） 怀山药120克（姜汁拌炒） 川牛膝（酒炒）250克 甘枸杞250克 杜仲（去皮，姜汁炒）250克 破故纸120克（黑芝麻拌炒，去麻不用）

【用法】 炼蜜丸，梧子大。每服七十丸，盐汤或酒任下。

【主治】 乌须延年，填精补髓。

【参考】 本方为明代嘉靖皇帝所用七宝美髯丹的加减方。赤白何首乌、白茯苓、牛膝、枸杞、破故纸，即七宝美髯丹去当归，具有补肝坚肾、涩精固气、补水益火、延年增寿之作用，首乌尤长于乌须发，对须发早白、脱落者堪称良剂。再加入赤茯苓交心肾而利水道，山药、杜仲增强补脾肾、填精髓之力，颇适合老年须发脱落、肾虚体衰者长久服用。

黑发乌须方

【来源】《福寿丹书》

【组成】 黑豆10000克，炒 何首乌125克，鲜者500克用竹刀切碎，干者125克用木槌打碎 旱莲草125克 桑椹90克 生地黄125克 归身125克 破故纸60克 乌骨老母鸡一只

【用法】 上药俱切碎（古称㕮咀），将老母鸡煮汤二大碗，加无灰酒二大碗，然后入诸药及黑豆，用文火煮豆，汤干为度。去药存豆，待凉以磁罐贮之。每空腹淡盐汤食豆一小杯，日二三服。

【禁忌】 忌食萝卜。

【主治】 须发斑白，目视不明。

【参考】 此亦补肝肾精血以达乌须黑发目的之方。其方虽无大奇特，但制法较为可取：将有滋阴养血，补肾壮阳诸药与黑豆放在一起，以鸡汤煎煮，则鸡汁、药性味俱入于豆，每日食之，药力温和持久，服之方便，易于坚持，效果则佳。

旱莲膏

【来源】《普门医品》卷二十一

【组成】 旱莲草六七月采鲜，不拘多少（多为佳），洗净，砂锅盛水煮数滚，捞出扭干，将汁澄清，用文武火熬成膏，炼蜜入内，搅匀，滴水成珠为度。用磁器盛，夜放天井内露之，每夜搅三四次，如此七夜方足，收磁瓶中，好酒调服一匙，早晚各一次。极验。

【主治】 补精血，黑须发。

【参考】 这是一首补肝肾，乌须发的方子。全方以旱莲草一味炮制而成。旱莲草甘酸而凉，归肝肾二经，善滋阴补肾，发为血之余，为足少阴肾脏之外候，故以此药熬膏常服，既可益阴，又可清虚热。且其草浸水后其汁水甚黑，故旱莲草又称墨旱莲，黑色入膏，宜乎其可令须发变黑也。

益寿延年方

【来源】《年希尧集验良方》卷二

【组成】 枸杞300克 熟地300克 杜仲300克 核桃霜300克 破故纸300克 肉苁蓉300克 何首乌300克 当归300克

【用法】上药共为末，炼蜜为丸如梧桐子大，每服6克，空心盐汤送服，日二次。

【主治】 肾亏早衰，须发早白。

【参考】 本方亦是通过补肝肾、益精血、延缓衰老达到乌须防白目的的方剂。其中枸杞、熟地、杜仲、苁蓉等阴阳两补；胡桃霜补肾润肺，当归养血活血，破故纸补肝肾之阳，壮筋骨。诸药合用，令肾气充盛则须发不白。

牛胆散

【来源】《众妙仙方》卷一

【组成】 何首乌60克　白茯苓60克　槐角子60克　生地黄30克　当归30克

【用法】 上共为末，装入黑牛胆内，连汁缚密，挂背阴处风干，至九日取出，为末，温酒调服6克至10克，百日可见效。

【主治】 须发黄白。

【参考】 本方适用于血虚有热所致的须发黄白，或少年头发早白等症。方中首乌生用，凉血解毒，兼补肝肾，与生地黄配伍，养血凉血、清热解毒之力更强。白茯苓健脾，当归养血活血，伍以槐角凉血解毒，故适用于血分不足且有郁热之须黄发白患者。

第三节　健脾美容方笺

还元丹

【来源】《臞仙活人心》卷下

【组成】 黄犍牛肉不拘多少，去筋膜，切作棊子大片，用河水洗数遍，令血味尽，仍浸一宿，次日再洗一二遍，水清为度，用无灰好酒。

上二味入磁坛内，重泥封固，用桑柴文武火煮一昼夜，取出焙干为末，至如黄沙为佳。每用末250克，入后药500克为准。

山药125克，重用葱盐炒，去葱盐为末　白茯苓125克坚实者为末　莲肉125克去心　葱盐炒　小茴香125克　微炒香，为末

【用法】 后四药为末，用红枣二十粒蒸烂去皮核，研如膏，加好酒，入前药末，和作丸（切勿用面糊、米饮之类）如梧桐子大，晒干透，温酒空心吞下五十粒，初服日三进，久后只进一服。

【主治】 此药安五脏，消百病，补虚损，固元气，大能令瘦者肥。

【参考】 牛肉甘平，入脾胃经，有补脾胃，益气血，强筋骨之效。脾胃为气血生化之源，脾胃健运自能化生气血。且配以甘平涩敛之山药益气滋阴；茯苓淡渗，健脾利湿；小茴香温运脾阳。诸药合用，大益中气，故能治诸虚百损，固元气、安五脏，而使羸瘦之人日趋丰腴。

白术酒

【来源】《遵生八笺》饮馔服食笺

【组成及用法】 白术25斤（12500克），切片，以东流水二石五斗（50000毫升），浸缸中二十日，去渣，倾汁大盆中，夜露天井中五夜，汁变成血，取以浸曲作酒，取清服。

【主治】 变发坚齿，面有光泽，久服延年。

【参考】 白术为传统延缓衰老药物，《药性论》称其“主面光悦，驻颜去皯。”但“变发坚齿”之说，他书见记述。现代研究表明，白术含苍术醇、苍术酮、苍术内酯、白术内酯A及B、维生素A，以及丰富的微量元素铜、锌、锰等。它能够增强免疫功能，调节物质代谢，保护肝脏，抑制肿瘤生长，调整胃肠道机能等。这些作用，均有助于延缓衰老、养生美容。

苏东坡须问汤

【来源】《遵生八笺》饮馔服食笺。

【组成】 干王姜6克 红枣2000克（干用去核） 白盐60克（炒黄） 炙甘草30克（去皮） 丁香1.5克 木香1.5克 陈皮适量（去白）

【用法】 上七味，共捣如泥。每次煎服或点服不拘量。

【主治】 保持颜面红白细嫩。

【参考】 此方系明·高濂《遵生八笺》转载东坡居士之方。原方歌为："二钱王姜一升枣，二两白盐一两草。丁香、木香各半钱，酌量陈皮一处捣。煎也好，点也好，红白容颜直到老。"方用干姜暖胃，丁香快脾，白盐消宿物，木、陈和六腑，红枣调营卫，甘草补中州，共同组成一张健脾温中、行气消滞的方剂。本方药性平和，适用于多种消化疾病。久久服之，可使脾胃健运，气血资生，自能保持颜面红白细嫩。

第四节 脾肾双补美容方笺

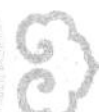

五补圆

【来源】《太平惠民和剂局方》卷之五。

【组成】 地骨皮 白茯苓去皮 牛膝去苗酒浸一宿 熟干地黄 人参各30克

【用法】 上为末，炼蜜为丸如梧桐子大。每服三十圆，温酒下，空心食前服。

【主治】 补诸虚，安五脏，坚骨髓，养精神，"久服去百病"，髭发黑润。

【参考】 诸虚为损之因缘由五脏之不足，欲补五脏之虚，关键在于调补脾肾。脾有主管消化饮食和运输水谷精微的功能，是人体营养物质的主要来源场所，为气的生化之源泉，所以前人称脾为“后天之本”。肾藏精，化生肾气，对五脏六腑、四肢百骸起着濡润滋养、温煦生化的作用，所以又称为“先天之本”。脾肾功能强健，则气血充盈，精髓旺盛，诸虚皆除。方中人参、茯苓健脾补中，大补元气。熟地、牛膝、地骨皮补肾填精，滋肾水，益真阴。如此，温凉并用，脾肾双补，元气生生不息，精血源源不断，使气旺精足，五脏功能自当强健，从而精神安，魂魄定，骨髓坚，须发润，保持健康。

河上公服芡实散方

【来源】《遵生八笺》饮馔服食笺

【组成】 干鸡头实（去壳） 忍冬茎叶（拣无虫污新肥者，即金银花也。） 干藕各500克。

【用法】 上三味为片段，于甑内炊熟曝干，捣罗为末。每日食后，冬汤浸水后服5克。

【主治】 久服益寿延年，身轻不老，悦颜色，壮肌肤，健脾胃，去留滞。

【参考】 鸡头实即芡实，为健脾补肾药物，由于擅长补益肾阳，宋代张杲《医说》曾有“水硫黄”之美誉。干藕熟用，善能健脾开胃、益血生肌止泻。忍冬茎叶，功能散热解毒，除风湿气。三种药物均属于传统延缓衰老药物，性平无毒，适宜久服，但是否有“轻身”，“悦颜色”、“壮肌肤”之效，须留待今后研究。

黄 精 酒

【来源】《遵生八笺》饮馔服食笺

【组成】 黄精2000克 天门冬（去心）1500克 松针3000克 白术2000克 枸杞2500克

【用法】 上药俱生用，纳釜中。以水三石（60000毫升）煮之一日，去渣，以清汁浸曲，如家酝法。酒熟，取清任意食之。

【主治】 变须发，生牙齿，主百病，延年。

【参考】 中医认为，须发牙齿为肾所主，肾气虚则早衰，须发变白，牙齿脱落，百病缠身，寿命缩短。因此增年除病，生齿乌发之法，当用药物补肾。方用黄精、天冬、枸杞滋填肾精，使“阴精所奉其人寿”。白术、松针，培脾安脏，使后天强壮以助先天。方中天门冬令人“肌体滑泽白净”，枸杞可“坚筋骨”，松针能“生毛发”，故对发肤牙齿都可起到补益健美作用。

红颜酒（又名不老汤）

【来源】《万病回春》信集

【组成】 胡桃仁125克，去皮 小红枣125克 白蜜125克 酥油60克 杏仁60克，去皮尖及双仁者，煮四五沸，晒干

【用法】 用好烧酒一小坛，先将蜜、油熔开入酒中，后将三药入酒中浸二十一日，每日晨空心服酒二、三盅甚妙。

【主治】 驻颜悦色。

【参考】 本方所用诸药皆为食品型中药，胡桃仁甘温，入肺肾二经，有补肾益肺之功；胡桃仁亦含大量脂肪，可滋润皮肤。杏仁入肺，润肺通络利毛窍。红枣甘温养血。三物合用，在蜜、酥、酒混合液的浸泡中可加强其滋润、发散之力，故适用于美容颜，又名不老汤。

回春乌龙丸

【来源】《寿世传真》修养宜护持药物第八

【组成】乌龙（一付全用。即乌犬骨，连头至尾脊骨一条，不用水洗，黄酒浸一宿，用硼砂15克，和酥油搽骨上，火炙黄色为度，秤骨750克足。犬须一周年者佳，如走去阳者不效。一犬不足，用二犬骨，务秤足分两）胡桃仁15克（去皮，炒黄） 巴戟（酒浸，去骨）30克 石莲子（去壳）30克 枣仁（炒）30克 远志（甘草水浸，酒炒）30克 肉苁蓉（酒洗，去鳞甲）100克 石斛（要金钗者）60克 桑寄生60克 大茴香30克（酒炒） 故纸60克（酒炒） 石菖蒲30克 芡实（炒）30克 莲须30克 鹿茸一对（炙酥）

【用法】 上药共末，用黄酒打糊为丸，桐子大。每服空腹，酒下。

【主治】 服之体健身轻，耳聪目明，乌须黑发，齿落更生，阳事强壮，丹田如火，百病消除。

【参考】 据《本草纲目》记载，“乌龙”二字，源出儒家创始人孔子的话：“视犬字如画狗，齐人名地羊，俗又讳之以龙。”由于本方以乌犬骨为主药，所以称做“乌龙丸”。方中乌犬骨具有补肾健脾、助阳强腰、活血通络之效，配合胡桃、巴戟、苁蓉、石斛、大茴、故纸、鹿茸滋肾阴而壮肾阳，莲子、莲须、芡实补脾精而涩精道，枣仁、远志，菖蒲安神定志益智，黄酒和血以助药力，共同组成一张补肾健脾、养心养智的方剂。中医认为，衰老除与脾肾关系密切外，心力减退、忘前失后是老化的重要表现。乌龙丸制方从心脾肾三脏着眼强壮抗老，所用药物都属于传统延缓衰老之品，因此若能长久服用，推测可以使衰老症状得到改善，体力有所恢复，并产生一定的美容效果。

第五节 调补五脏美容方笺

治发白令黑方

【来源】《太平圣惠方》卷第四十二

【组成】 远志2000克去心 白茯苓500克 熟干地黄500克 地骨皮500克 麦冬750克去心焙 苣藤500克蒸曝干去皮

【用法】 上药捣罗为末，以枣肉和。木杵臼捣千余杵。圆如梧桐子大。每日空腹，以温酒下四十圆。晚食前再服。忌生葱大蒜萝卜等。

【主治】 令发黑延年，齿落重生，夜视有光。

【参考】 本方有补肝肾、益心肺、健脾胃，安五脏之功，精血足则发黑齿坚、耳目聪明、容貌华丽、行健有力。

黄 芪 圆

【来源】《太平圣惠方》卷第九十八

【组成】 黄芪60克剉 熟干地黄60克 覆盆子 牛膝去苗 石斛去根剉 泽泻 附子炮裂去皮脐 鹿茸去毛涂酥炙微黄 山茱萸 五味子 桂心 人参去芦头 沉香 肉苁蓉酒浸三宿刮去皱皮炙干以上各30克

【用法】 上药捣罗为末，炼蜜和捣三二百杵，圆如梧桐子大，每日空心及晚食前，以温酒下三十圆。

【主治】 补虚乏，长肌肉，调中助力，美颜色，益精志，利腰膝。

【参考】 本方为阴阳气血俱补、五脏精气皆益之方剂。方中使用参、芪、地黄、鹿茸等，对人体心血管系统、内分泌系统、免疫系统功能，都有调节、增强作用，有助于改善包括面容在内的各器官组织机能状态。

服松子法

【来源】《遵生八笺》饮馔服食笺

【组成及用法】 松子，不以多少，研为膏。空心温酒调下一匙。日二服。

【主治】 久服，“日行五百里”，身轻体健。

【参考】 松子入药，以海松子为上乘。本草谓其服之可治“头眩”，“虚羸少气”，“诸风”，并能“补不足，润皮肤，肥五脏……久服轻身延年不老。”古代还有服松子“齿落更生，发落更出”的传说，认为是一种延缓衰老药物。《遵生八笺》称它久服，可“日行五百里”，身轻体健等，都是使身体变得相对年轻的溢美之词。现代研究表明，松子含脂肪油74%，主要为油酸酯、亚油酸酯。此外还含有掌叶防己碱、蛋白质、挥发油等。其中亚油酸酯有抗动脉粥样硬化作用。至于松子延寿轻身的机理，尚待进一步研究。

延龄蟠桃丹

【来源】《年希尧集验良方》卷五

【组成】 人参120克，去芦 大茄茸（鹿茸）一对，去毛，酥油炙 麦冬90克，去心蒸 肉苁蓉120克，洗去甲膜，晒干 当归身120克，酒洗蒸晒 大地黄250克，酒拌，九蒸晒，杵为膏 沙苑子120克，酒拌炒 怀牛膝90克，酒洗蒸枸杞子120克，酒拌蒸熟 白茯苓250克，水洗净，去杂质，每日拌人乳六七两（180~210克），晒至750克为度 山药90克，炒黄 川杜仲90克，盐水拌，炒去丝 天冬90克，去心，蒸熟 北五味子30克，炒 丹皮60克，盐酒洗，蒸 虎骨膏120克，虎全骨熬成膏，蛤粉炒成珠

【用法】 共为细末，用乌饭草膏500克、桑椹子膏250克、旱莲草膏250克，用该膏拌药末为丸，如膏不足，再加炼白蜜至足，为丸如梧桐子大，每日空心服6～10克，日二次。淡盐汤送下。忌猪头、鲤鱼、牛肉、犬肉。

【主治】 乌须黑发、滋补精神。

【参考】 本方由峻补五脏药物组成，是通过抗衰老达到乌须黑发目的的方剂，是以其方名“延龄蟠桃丹”，显示该方主要作用在益寿延年方面。乌须发则是机体青春长在的外在表现。本方中所用皆为名贵药材，炮制亦很精到，是本方能取得较好疗效的又一因素。

第六节 益气滋阴美容方笺

枸杞煎

【来源】《太平圣惠方》卷第九十五

【组成】 枸杞子汁600毫升　生地黄汁600毫升　麦冬汁100毫升　杏仁2000克去皮尖双仁研如膏　人参末90克　白茯苓末90克

【用法】 以上四味，入银锅中，以慢火煎如稀汤，纳参苓末，搅匀。又以慢火煎，但如膏滴入水不动，即成。每服一枣大，酒和服之，日二服。

【主治】 通神明，安五脏，延年，令人好颜色。

【参考】 此方为膏剂。具有益气、养血补阴，益精填髓的作用，久服使人体气血阴阳俱受补益，自能保健延年。

铁瓮先生琼玉膏

【来源】《遵生八笺》饮馔服食笺

【组成】 新罗参750克，去芦 生地黄8000克，取汁 白茯苓1530克，去皮 白沙蜜5000克，炼净

【用法】 上件，人参、茯苓为细末，用蜜，生绢滤过，地黄取自然汁。捣时不用铜铁器，取汁，尽去滓，用药一处拌，和匀，入银石器或好石器内，用净纸二三十重封闭。入汤内，以桑柴火煮三昼夜，取出，用蜡纸数重包瓶口，入井中去火毒。一伏时取出，再入旧汤内煮一日，出水气，取出，开封。每日空心酒调一匙顿服。原方如此，但劳嗽气盛，血虚肺热者，不可用人参。

【主治】 填精补髓，令“白发变黑”。

【参考】 白发之症，多由肾精阴血不足，肺脾气虚，虚火上炎所致。琼玉膏重用地黄滋阴养血而清虚火，参苓白蜜益肺健脾以培毛发，因此适宜于头生白发之症。若久久服之，不仅使白发可部分返黑，还有延缓衰老效验，所以明代宫廷每喜选用。

第七节 养血滋阴美容方笺

服地黄成仙法

【来源】《太平圣惠方》卷第九十四

【组成】 生地黄25000克捣绞取汁。

【用法】 上于银锴内，以慢火煎之，减半，入白蜜4000克，青州枣肉20千克，相和，搅令得所，为圆如弹子大，每服一圆。以温酒研破服之。日三服。忌陈臭物。

【主治】 填骨髓，益气力，变白发，延年。

【参考】 须发早白、行动迟缓是衰老的象征之一，它是脾肾功能减退，精血衰少的外在反映。地黄为补肾之佳品，绞

汁熬炼，旨在去其寒凉之性，增强补肾滋阴，填精生髓功效。枣肉功能补脾调营，生津益胃。二者配伍脾肾双补，养血生精。调以白蜜既能加强补肾功效，又有矫味作用，使药香甜可口。服药以温酒，既可活血通脉，又可防止腻肠碍胃之弊。此方药物配伍精当，又讲究服用方法，有益于延缓衰老。

神仙服黄精法

【来源】《太平圣惠方》卷第九十四

【组成】 黄精汁 6000 毫升　地黄汁 6000 毫升　天门冬汁 6000 毫升

【用法】 上药相和，以慢火减半，入白蜜 2500 克　白茯苓末 1000 克相和，更煎，可丸即止。圆如梧桐子大，每服一圆，以温酒化破服之。

【主治】 令人颜如桃花。

【参考】 延缓衰老，寿享遐龄，为人类共同探索之课题。自古迄今人们在这方面寻找到许多行之有效的方药，神仙服黄精法便是其中一支奇葩。黄精，《博物志》谓："太阳之草名曰黄精，饵而食之，可以长生。"以其性味甘平，可以入心、肺、脾、肾，有调和五脏、补中益气、养血生精之功效，而列为补益延寿之上品。现今药理研究，黄精具有降血糖、降血压、防止动脉粥样硬化，增强老年人心肺功能，延长体细胞的寿命等广泛的药理作用，其抗老延寿信而有征。天冬、地黄生津滋阴，润五脏、强骨髓，疗五劳七伤。茯苓、白蜜味甘性平，含有多种营养物质，善补中益气，可安五脏诸不足。诸药合而为丸，具有扶正固本，促进健康，减少疾病之功。久服使人耳目聪明，面若桃花，精力充沛，实为抗衰老之良方。

黄 精 膏

【来源】《太平圣惠方》卷第九十四

【组成及用法】 取黄精一硕，去须。以水淘洗令净。切碎，蒸令烂熟，压取汁。于大釜中煎之，去其游水汽。入干姜末90克，桂心末30克，更煎之。看其色鬱然黄，便止。待冷，盛于不津器中。每日空腹，煖酒100毫升，取药40毫升，相和服之。

【主治】 延年补益，疗百病。

【参考】 黄精补益心脾、润肺滋肾，有强壮作用，能增强人细胞功能，防止老年人体细胞突变，确有抗老增寿之功效。但毕竟为甘平滋腻之品，对于中寒便溏、痰湿壅滞之人，不甚适宜。若于此配少许干姜、桂心，温脾散寒，通经助阳，燥湿化痰，监制黄精滋腻之性，有补而不腻、温而不燥、药性冲和之妙。熬炼收膏可以长期服用，能疗百病虚损，补益延年。

菊 花 酒

【来源】《太平圣惠方》卷第九十五

【组成】菊花2500克　生地黄2500克　枸杞根2500克

【用法】 上三味，都捣碎。以水一硕，煮取汁10000毫升，炊糯米100千克，细面碎，同拌令匀，入瓮密封，候熟澄清，每温饮一盏，日三杯。

【主治】 壮筋骨，补髓，延年耐老。

【参考】菊花，在古医籍中记载：“久服利血气，轻身，耐老延年。”主治“风眩，令头不白”。“利五脏，调四肢，治诸风头眩。”均指出菊花有抗衰老作用。现代药理研究，其能降低血压、扩张冠状动脉，增加冠脉血流量，减慢心率，加强心肌收缩力，对于高血压及冠心病有一定防治功效。生地具有增强人体机能、调整和提高人体代谢功能的作用。枸杞系补肾培元之品，为养阴补血，益精明目，平补肝肾的常用药。同样具有调节免疫、逆转自由基损伤的膜电学参数的作用。三药合用固本扶元。今做成药酒，酒以温通和血脉，常常小量饮之，自能益精补髓，壮筋骨，保健延年。

松子圆丸

【来源】《太平圣惠方》卷第九十四

【组成】 松子1000克取仁　甘菊花1000克为末

【用法】 上以松脂和捣千杵，入蜜，圆如梧桐子大。每服，食前以酒下十圆，日可三服，加至二十圆，亦可散服。

【主治】 益精补脑，久服延年，身轻悦泽。

【参考】 松子仁含丰富脂肪、蛋白质及碳水化合物。具有祛风燥湿，舒筋通络，润肠通便，补不足之作用。菊花有益肝补阴，益血润容之效。二药以蜜为丸增强滋补强壮作用，食以酒送，自能肝肾补，精血充，血脉和，轻身悦色。

扶桑至宝丹

【来源】《摄生秘剖》卷一

【组成】 嫩桑叶末500克　黑芝麻125克　白蜜500克

【用法】 先用阴阳水2000毫升，煎黑芝麻取浓汁二茶盅，去芝麻存汁，与白蜜和煎，至滴水成珠，入桑叶末和丸如梧桐子大，每服百丸，早盐汤、晚酒下。

【主治】 久病尩羸，颜衰发白。

【参考】 本方是一张养生驻颜乌发方。嫩桑叶应取家园所植肥嫩者佳，采下后洗净曝干，研为末。桑叶苦甘性寒，入肝肺二经，能疏风清热、凉血明目。然嫩桑叶以其初生，性味平和，舒展上达，故对阴虚火旺之发白目暗有较好疗效。黑芝麻入肾，内含油脂，有补肝肾、润五脏之用。蜂蜜甘平，补中润燥，又有“和营卫、润脏腑、通三焦、调脾胃”（《本草纲目》）之力，三药相合，可清虚热、补肝肾、通三焦、和营卫的功效。故可起久病后之羸弱，驻容颜、乌须发，可使白者复乌，乌者变密，甚有效验。原书注云：“此丹乃毅皇帝时袁郡介溪八十八岁翁传自胡僧”，“毅皇帝”指明末崇祯帝，表明其方渊源有自。

牛髓膏

【来源】《寿世传真》修养宜护持药物第八

【组成】牛髓500克　炼过白蜜500克

【用法】上二味，和在一处，磁罐收贮。另用炒熟麦面，每面三匙，用髓蜜二匙拌匀，滚水或酒送服。

【主治】润泽肌肤，活血荣筋，补虚损，“返老还童”。

【参考】中医认为，肌肤为脾肺所主，血筋为心肝所司。白蜜入脾肺，牛髓入脾肾，麦面入心经，均有一定滋阴补益扶衰作用。同时，滋肾水也可养肝木。五脏功能得到调整，肌肤自然润泽，筋血自然荣活，身体自能强健，衰老得以延缓。

第八节　其他养生美容方笺

一、内服方

范汪、王子乔服菊方

【来源】《外台秘要》卷三十二

【组成及用法】菊以三月上寅日采，名曰五英。六月上寅日采，名曰容成。九月上寅日采，名曰金精。十二月上寅日采，名曰长生者，根茎也。阴干百日，取等分。以成日合捣千杵，下筛，和以蜜丸如梧桐子。日三，服七丸。

【主治】增年变白。服“百日身体润，一年白发变黑，二年齿落复生，三年八十者变童儿”。

【参考】 菊花在古代养生美容的传说颇多。现代研究表明，本品含有挥发油、菊甙、腺嘌呤、黄酮、胆碱、水苏碱、微量维生素 A、B_1 等。它对于心血管系统作用显著，能够扩张冠状动脉，增加冠脉流量，还可提高动物对减压缺氧的耐力，并具有镇静作用。临床用于治疗冠心病、高血压、高脂血症、视神经炎等，有较好效果。从而证实，菊花属于疗效可信的祛病抗老药物。至于对头发、牙齿的抗老作用，尚待进一步研究。

延年不老饵菊花方

【来源】《太平圣惠方》卷第九十四

【组成】 菊花 500 克 白茯苓 500 克

【用法】 上捣罗为末，每服 10 克，以温酒调下，日三服。

【主治】 久服令人长生。

【参考】 据现代药理研究，菊花有降低血压，扩张冠状动脉，增加冠脉血流量，减慢心率，加强心肌收缩力的作用，对于高血压及冠心病有一定防治功效。茯苓可调节神经、消化、泌尿功能，并有一定的抗肿瘤作用及有利于老年人增强内外环境的适应能力，是抗衰老常用药。

菖蒲酒

【来源】《遵生八笺》饮馔服食笺

【组成及用法】 九节菖蒲生捣，绞汁 10000 毫升，糯米 100 千克，炊饭。细曲 2500 克，相拌令匀。入磁坛，密盖二十一日，即开。温服，日三服之。

【主治】 通血脉，滋荣卫，治风痹、骨立、痿黄，医不能治，服一剂。百日后，颜色光彩，足力倍常，耳目聪明，发白变黑，齿落更生，夜有光明，延年益寿，功不尽述。

【参考】《遵生八笺》对菖蒲的养生美容作用，颇多溢美之词。现代研究表明，菖蒲含挥发油、氨基酸、糖类、有机酸等。其挥发油的主要成分为：α-细辛醚、β-细辛醚、二聚细辛醚、石竹烯、甲基异丁香酚等。菖蒲的药理作用表现在对支气管平滑肌的解痉、祛痰效能，促进胃肠道消化液分泌效能，对神经系统的镇静、安定、抗惊厥效能，对心脏的增加灌流量、扩张血管、降低血压效能，以及抗菌效能等。至于美容方面的效能，当前尚乏研究。

服槐实法

【来源】《遵生八笺》饮馔服食笺

【组成及用法】 槐实，于牛胆中浸百日，阴干，每日吞一枚。

【主治】 服百日身轻，千日白发自黑，久服通明。

【参考】 槐实黑发的传说很多，如《梁书》言“庾肩吾常服槐实，年七十余，发鬓皆黑，目看细字”，亦其验也。现代研究表明，槐实中含芸香甙（又名芦丁），含量高达10%～46%。还有槐甙、槐属黄酮甙、油酸、亚油酸、亚麻酸、槲皮素等。具有保持毛细血管抵抗力、降低毛细血管通透性、强心、扩张冠状动脉、预防高血压、降低血中胆固醇含量等作用。这些效能有利于却病抗老。至于是否能使身轻目明、白发自黑，尚待进一步验证。

李八伯杏金丹方

【来源】《遵生八笺》饮馔服食笺

【组成及用法】 取肥实杏仁100千克，以布袋盛，用井花水浸三日。次入甑中，以帛覆之，上铺黄泥15厘米。炊一日，去泥，取出，又于粟中炊一日，又于小麦中炊一日。压取油五升，澄清，用银瓶一只，打如水瓶样。如无银者，用好砂罐为之。入油在内，不得满。又以银园叶可瓶口大小盖定，销银汁，灌固口缝，入于大釜中，煮七复，时常拨动，看油结。打开取药，入器中，火消成汁，倾出，放冷，其色如金。后入臼中捣之，堪丸，即丸如黄米大。空心，旦暮酒下，或用津液下二十丸。

【主治】 久服保气延年，白发变黑，能除万病。

【参考】 杏仁的养生美容作用，在我国古代医书中屡见记述，近年国外译文亦有报道。现代研究表明，杏仁含苦杏仁甙、扁桃腈、维生素 B_{17}等。它的药理作用，除苦杏仁甙的解痉祛痰外，维生素 B_{17}能促进细胞再生。特别是扁桃腈，结构与致山黧豆中毒物相似，有干扰机体结缔组织结构蛋白肽链交联之功能，推测可能对随龄增加的结缔组织中不溶性胶原蛋白有抑制作用。由此推测，杏仁将是一个充满希望的传统延缓衰老药物，而“保气延年，白发变黑，能除万病”，是对抗机体老化状态的结果。

二、外用方

乌 须 方

【来源】 《众妙仙方》卷一

【组成】 旱莲草连根 1000 克　青盐 125 克

【用法】 七月间取旱莲草（连根），用无灰酒洗净，用青盐腌三宿，取出，置油腻锅中炒，炒时将腌出原汁旋旋倾入直至汁尽草干，为末，每日清晨用 3 克擦牙，连涎咽之。

【主治】 须发黄白。

【参考】 旱莲草其补精血、乌须发功用十分显著，而对旱莲草根却无记载。本方以全草及根同用，且以走肾入血的青盐腌制后使用，是本方与他方不同之处。另一不同点：本方以药来擦牙，通过擦牙黑须发，这是古人长期临床实践中积累起来的又一宝贵经验，值得今后重视、发掘。

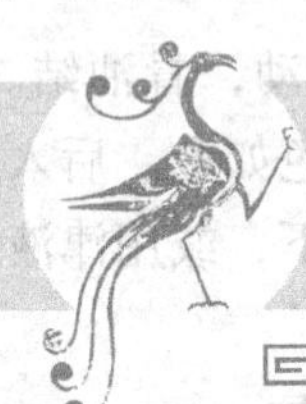

主要参考书目和文献

1. 晋·葛洪撰. 肘后备急方
2. 刘宋·刘涓子撰. 南齐·龚庆宣整理. 刘涓子鬼遗方
3. 唐·孙思邈撰. 备急千金要方
4. 唐·孙思邈撰. 千金翼方
5. 唐·孙思邈撰. 孙真人海上方
6. 唐·孙思邈撰. 银海精微
7. 唐·王焘撰. 外台秘要
8. 唐·昝殷著. 食医心鉴
9. 日·丹波康赖撰. 医心方
10. 宋·王怀隐等编集. 太平圣惠方
11. 宋·陈直著. 养老奉亲书
12. 宋·徽宗（赵佶）敕撰·圣济总录
13. 宋·陈师文等校正. 太平惠民和剂局方
14. 南宋·许叔微著. 类证普济本事方
15. 宋·严用和撰. 严氏济生方
16. 宋·陈自明编. 明·薛己校注. 外科精要
17. 元·许国桢撰. 御药院方
18. 宋·林洪著. 山家清供
19. 宋·陈直原著. 元·邹铉续增. 寿亲养老新书
20. 元·杜思敬. 杂类名方
21. 日·埜释玄幽辑.（南北经验）医方大成钞
22. 元·忽思慧著. 饮膳正要
23. 元·王珪著. 泰定养生主论
24. 元·倪维德撰. 原机启微
25. 明·朱橚（周定王）编. 普济方

26. 朝鲜·金礼蒙等编辑. 医方类聚
27. 明·董宿原辑. 奇效良方
28. 明·汪机撰. 外科理例
29. 明·薛己撰. 外科心法
30. 明·薛己撰. 外科经验方
31. 明·薛己撰. 外科发挥
32. 明·张时彻集. 摄生众妙方
33. 明·徐春甫（汝元）集. 古今医统大全
34. 明·薛己撰. 外科枢要
35. 明·李时珍撰. 本草纲目
36. 明·吴旻辑. 扶寿精方
37. 明·龚信（瑞芝）纂辑 龚廷贤续编 古今医鉴
38. 明·龚廷贤编. 万病回春
39. 明·高濂编. 遵生八笺
40. 明·龚廷贤编. 鲁府禁方
41. 明·龚廷贤. 寿世保元
42. 明·冯时可纂. 众妙仙方
43. 明·王肯堂撰. 证治准绳
44. 明·申拱宸撰. 外科启玄
45. 朝鲜·许浚等撰. 东医宝鉴
46. 明·陈实功编撰. 外科正宗
47. 明·程玠（松崖）著. 眼科应验良方
48. 明·龚居中. 万寿丹书
49. 明·王化贞编. 普门医品
50. 明·洪基（九有）参订. 胞与堂丸散谱
51. 明·旋沛然编纂. 祖剂
52. 明·傅仁宇撰. 审视瑶函
53. 明·袁学渊辑撰. 秘传眼科七十二证全书
54. 明·周府撰. 保生余录
55. 清·王梦兰纂. 张遂辰鉴定. 秘方集验
56. 清·丁其誉纂辑. 寿世秘典
57. 清·祁坤著. 外科大成
58. 清·赵双璧撰. 银海精微补
59. 清·陈士铎撰. 洞天奥旨

60. 清·冯兆张撰．外科精要
61. 清·吴世昌抄撰．奇方类编
62. 清·蒋廷锡等纂．古今图书集成医部全录
63. 清·年希尧集．年希尧集验良方
64. 清·王维德辑．外科证治全生集
65. 清·徐灵胎著．洄溪老人二十六秘方
66. 清·顾世澄编辑．疡医大全
67. 清·曹氏原本．项天瑞增刊．同寿录
68. 清·徐文弼编．寿世传真
69. 清·曹廷栋著．老老恒言
70. 清·余廷勳辑．重刊不药良方
71. 清·邓学礼辑撰．目科正宗
72. 清·黄庭镜撰．目经大成
73. 清·高秉钧编辑．疡科心得集
74. 清·王质斋编辑．福济全珍
75. 清·祝补斋编辑．卫生鸿宝
76. 清·孟文瑞辑．春脚集
77. 清·邹存淦．外科寿世方初编
78. 清·不著撰人．眼科神方．清光绪辛巳（1881）刊本
79. 清·马文植（培之）撰．外科传薪集
80. 清·黄坤载撰．黄氏八种
81. 清·王燕昌撰．王氏医存
82. 又梦子纂辑．华佗神方大全．1936 年中国医学书局铅印本
83. 唐慕尧编撰．皮肤外科的中药疗法
84. 赵炳南，张志礼主编．简明中医皮肤病学
85. 倪宝禄编．美容之友
86. 方春阳编．千金美容方
87. 陈可冀主编．慈禧光绪医方选议
88. 陈可冀主编．清代宫廷医话
89. 大门一夫，美レい素肌づくり．东京：永罔书店．15 版．昭和 63 年
90. 湖南省博物馆编．长沙马王堆汉墓
91. 马王堆汉墓帛书整理小组编．五十二病方
92. 陈邦贤编．二十六史医学史料汇编
93. 俞慎初著．中国医学简史

94. 崔万钧等. 中药美容制剂研究. 全国工业药剂学学术会. 1982
95. 洪文旭.《千金方》美容方药试析. 福建中医药，1987，18（1）：39
96. 孙培林. 孙思邈治疗毛发病九法辑要. 江苏中医杂志，1987，（5）：19
97. 李博鉴. 面部黄褐斑证治. 中西医结合杂志，1984，4（7）：435-436
98. 李秀敏. 70 例黄褐斑的辨证论治. 中医杂志，1986，27（3）：38
99. 徐宜厚. 黄褐斑 23 例临床资料分析. 湖北中医杂志，1985，（5）：9
100. 窦国祥等. 血府逐瘀汤治疗黄褐斑 119 例分析. 铁道医学，1984，12（1）：46
101. 姚庆云. 治疗 98 例黄褐斑疗效观察. 上海中医药杂志，1987，（6）：22
102. 李习舜等. 当归美容霜治疗面部黄褐斑等 231 例报告. 临床皮肤科杂志，1984，13（5）：35
103. 刘铭锐等. "当归叶油霜"治疗黄褐斑观察报告. 临床皮肤科杂志，1984，13（6）：39
104. 陈向东. 治疗黄褐斑的临床观察. 西安医科大学学报，1987，8（2）：206-208
105. 梁存让等. 黄褐斑发病机理及活血化瘀法治疗的探讨. 临床皮肤科杂志，1985，14（5）：238
106. 龚景林. 肺风粉刺辨证施治 200 例. 河北中医，1986，（6）：19-20
107. 范瑞强. 中药内服并 2% 氯霉素三黄洗剂外搽治疗痤疮 31 例. 中西医结合杂志，1987，7（6）：371
108. 刘俊士. 中医治疗寻常性痤疮 57 例疗效观察. 北京中医杂志，1986，（1）：10
109. 任寿山. 50 例青年痤疮治疗体会. 上海中医药杂志，1986，（2）：26-27
110. 陈辅仁等. 中药痤疮丸治疗痤疮 100 例临床疗效观察. 临床皮肤科杂志，1985，14（1）：49
111. 葛正义. 顽固性痤疮患者免疫功能的探讨——附 70 例临床分析. 临床皮肤科杂志，1985，14（2）：103
112. 徐汉卿等. 痤疮患者血清锌、铜及维生素 A、E 的含量变化：附增液白花蛇草汤加减治疗 56 例. 中西医结合杂志，1986，6（3）：169

113. 朱仁康等. 脱发证治. 中医杂志，1986，27（12）：9
114. 郭志峰. 辨证治疗169例脱发. 浙江中医杂志，1987，22（6）：259
115. 金东槿. 甘油红皮蒜汁外用兼服中药治疗斑秃856例报告. 吉林医学，1985，6（5）：24
116. 庞俊群. 辨证治疗脱发症125例. 陕西中医，1986，7（4）：157
117. 朱道本. 常青方治疗脂溢性脱发和斑秃60例. 湖北中医杂志，1985，（3）：27
118. 刘耀驰. 治疗66例脱发症的疗效观察. 河北中医，1985，（4）：29
119. 刘镜斌等. 中西医结合治疗脱发198例疗效观察. 新医药，1984，15（12）：634
120. 雷奥先. 生发片治疗脱发381例. 广西医学，1985，7（6）：290-291
121. 谭荣菊. 滋发汤治疗脂溢性脱发72例疗效观察. 陕西中医，1987，8（2）：59
122. 龚景林."回春饮"治疗脱发75例. 广西中医药，1986，9（5）：22
123. 曹仁烈等. 薄盖灵芝治疗斑秃232例临床报告. 临床皮肤科杂志，1986，15（3）：128
124. 赵章光. 章光牌101毛发再生精治疗脂溢性脱发328例的观察报告. 中医杂志，1988，29（9）：691
125. 赵章光. 101毛发再生精治疗斑秃8324例疗效观察. 中医杂志，1988，29（9）：693
126. 吴梅金等. 安徽省合肥地区几种皮肤病患者的钙、镁、铜、锌测定. 中华皮肤科杂志，1984，17（2）：117
127. 孔祥瑞等. 锌对几种皮肤疾病的疗效观察. 上海第二医学院学报，1984，4（6）：468
128. 何慧英. 100例斑秃患者脑电图报告. 中华皮肤科杂志，1986，19（5）：286
129. 郭宁如等. 某些皮肤病患者血液流变学的观察. 中华医学杂志，1984，64（12）：759

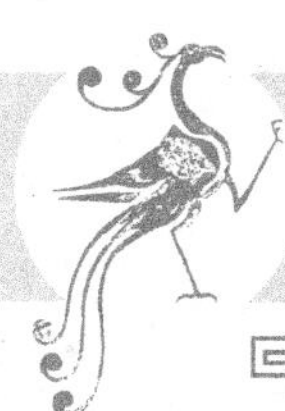

中医美容笺谱索引

五画

六画

七画

八画

九画

十画

十一画

十二画

十三画

十四画

十五画

十六画

十八画

十九画

二十一画